FRUTAS
E SEUS BENEFÍCIOS
PARA A SAÚDE E A BELEZA

HILTON CLAUDINO

FRUTAS
E SEUS BENEFÍCIOS
PARA A SAÚDE E A BELEZA

Dados Internacionais de Catalogação na Publicação (CIP)
(Câmara Brasileira do Livro, SP, Brasil)

Claudino, Hilton
Frutas e seus benefícios para a saúde e a beleza / Hilton Claudino.
— São Paulo : Paulinas, 2020.
336 p. (Aprendendo com a Natureza)

ISBN 978-85-356-4636-8

1. Frutas 2. Hábitos alimentares 3. Alimentos funcionais 4. Saúde
I. Título

20-2259 CDD 634

Índice para catálogo sistemático:
1. Frutas : Alimentação saudável 634

Bibliotecária – Angélica Ilacqua CRB-8/7057

1ª edição – 2020
2ª reimpressão – 2023

Direção-geral: *Flávia Reginatto*
Editora responsável: *Marina Mendonça*
Copidesque: *Mônica Elaine G. S. da Costa*
Coordenação de revisão: *Marina Mendonça*
Revisão: *Sandra Sinzato*
Gerente de produção: *Felício Calegaro Neto*
Projeto gráfico: *Jéssica Diniz Souza*
Capa e diagramação: *Tiago Filu*

Nenhuma parte desta obra poderá ser reproduzida ou transmitida por qualquer forma e/ou quaisquer meios (eletrônico ou mecânico, incluindo fotocópia e gravação) ou arquivada em qualquer sistema ou banco de dados sem permissão escrita da Editora. Direitos reservados.

Paulinas
Rua Dona Inácia Uchoa, 62
04110-020 – São Paulo – SP (Brasil)
Tel.: (11) 2125-3500
http://www.paulinas.com.br – editora@paulinas.com.br
Telemarketing e SAC: 0800-7010081

© Pia Sociedade Filhas de São Paulo – São Paulo, 2020

Sumário

Prefácio 9

Introdução 15

Abacate 45

Abacaxi 54

Abio 61

Abricó 62

Acerola 64

Açaí 67

Ameixa 76

Amêndoa 79

Amendoim 83

Amora 86

Avelã 92

Banana 95

Cacau 110

Cajá 115

Caju 118

Cambuci 122

Camu-camu 124

Caqui 126

Caraguatá 130

Carambola 132

Castanha de baru 134

Castanha-do-pará/brasil	136
Cereja	138
Coco	141
Cranberry	150
Cupuaçu	152
Damasco	155
Figo	158
Framboesa	161
Fruta-do-conde	163
Fruta-pão	165
Goiaba	167
Goji berry	172
Graviola	174
Groselha	176
Guaraná	178
Jabuticaba	183
Jaca	186
Jambo	190
Jamelão	193
Jatobá	195
Jenipapo	199
Kiwi	201
Laranja	204
Lichia	209
Licuri	211
Limão	213
Macadâmia	220
Maçã	222
Mamão	234

Manga 240
Mangaba 245
Maracujá 248
Marmelo 251
Melancia 254
Melão 257
Morango 260
Nêspera 265
Noni 267
Nozes 269
Pequi 273
Pera 275
Pêssego 278
Pistache 281
Pitanga 283
Pitaya 285
Pitomba 287
Romã 288
Sapoti 293
Seriguela ou siriguela 296
Tâmara 297
Tamarindo 301
Umbu 303
Uva 305
Uvaia 316

Bibliografia 319

Índice remissivo 321

Advertência

Este livro contém conselhos e informações relacionados à saúde, fitoterapia e medicina natural. Ele foi elaborado para enriquecer seu conhecimento pessoal acerca de uma alimentação saudável, mas não pretende induzir à automedicação nem substituir a importância do diagnóstico e da orientação médica no tratamento de doenças.

Prefácio

Ao longo de meus anos de trabalho profissional como *fitoterapeuta*, *trofoterapeuta* e *naturoterapeuta*, tratando enfermidades, respectivamente, por meio de plantas medicinais, dos alimentos e da aplicação de técnicas terapêuticas naturais – visando proporcionar o reequilíbrio físico e emocional do paciente –, aprendi que a alimentação correta e obedecer às leis do metabolismo são regras indispensáveis para verdadeiramente termos saúde. As enfermidades poderiam ser evitadas e até curadas se as pessoas soubessem alimentar-se corretamente. Para isso, basta conhecer como preparar os alimentos e como e quando ingeri-los, mas a maioria não é instruída a respeito. E, quando falo "quando ingeri-los", refiro-me às leis do metabolismo, as quais possuem as próprias regras e nada nem ninguém neste mundo conseguirá mudá-las, pois assim fomos programados. Portanto, não adianta preparar os alimentos de forma correta e ingeri-los em períodos inadequados.

Saiba que atualmente se investe mais em pesquisas sobre alimentos industrializados do que naturais, quando deveria ser o contrário. Afinal, os alimentos naturais são mais completos e mais bem aceitos por nosso organismo. Grande parte desse conhecimento tem comprovação científica e outra parte é de conhecimento popular, o qual não devemos ignorar por não ser considerado científico. É verdade também que muitas coisas são puro folclore ou misticismo. Aprendi ensinamentos que a escola jamais me ensinara, sobre como conhecer, obedecer e também utilizar os recursos oriundos da natureza para prevenir e combater enfermidades. Com triste pesar, notamos que a medicina convencional se distanciou desses princípios que vinculam a saúde à harmonia e à natureza. Aprendi com minha pouca convivência com os indígenas que se deve tirar da natureza somente aquilo que se vai usar, o necessário para a sobrevivência.

Assim sendo, desenvolvi ao longo destes anos algumas combinações entre plantas medicinais e alimentos, evidentemente seguindo uma lógica. Muitas pessoas durante a vida não conseguem se curar dos seus males porque, na maioria das vezes, não sabem trilhar o caminho em busca da verdadeira cura. Ninguém nasce com enxaqueca, labirintite, úlcera, gastrite, osteoporose, pedras nos rins etc. Estas e muitas outras enfermidades são adquiridas no decorrer da vida, em decorrência de alimentação errada e ruim, e não esqueçamos que por trás disso está também o fator emocional.

Note uma coisa: quantas e quantas pessoas tomam o remédio certo, porém continuam enfermas ou, mesmo quando melhoram, depois de certo tempo voltam a ter a mesma enfermidade ou esta se apresenta de outra forma. Não adianta tomar remédios e continuar alimentando-se ou preparando os alimentos de maneira inadequada. Nesse embate, no decorrer do tempo, a alimentação errada sempre vai prevalecer em sua ação acumulativa e progressiva, e a saúde fica totalmente comprometida. Por que não se criam mecanismos para ensinar o verdadeiro valor dos alimentos naturais, os seus benefícios na prevenção e na cura de doenças? Isso deveria ser feito desde quando se é criança. Não adianta, depois que a pessoa está enferma, dizer-lhe: "Você precisa mudar seus hábitos alimentares", pois talvez seja tarde demais para recuperar a saúde, como acontece na maioria dos casos.

Ouço falar também em reeducação alimentar. Ora, como pode haver reeducação alimentar se nunca houve antes a educação, a qual deveria ser divulgada no país inteiro! Com certeza, dessa forma, estaríamos prevenindo as enfermidades. Se muitos remédios tiveram seu princípio ativo copiado das plantas medicinais ou dos alimentos, então por que não ensinar o povo a alimentar-se corretamente? Nos alimentos e plantas medicinais encontramos todos os princípios ativos de que nosso corpo necessita.

Tudo que pensamos ou fazemos, com certeza, contribui para mudanças no mundo, que podem proporcionar momentos bons ou ruins. Os alimentos naturais também contribuem para mudanças em nosso organismo, uma vez que estão imbuídos de carboidratos, proteínas, gorduras, sais minerais, vitaminas, fibras, e também são fontes de energia vital, um "nutriente" invisível que alimenta camadas sutis do nosso corpo, as quais, desde que estejam perfeitamente nutridas, com certeza, se tornarão morada permanente da saúde física, emocional e espiritual.

Na verdade, os alimentos não têm só como princípio nos alimentar, mas prestam outros serviços à natureza, ao planeta, ao ser humano e ao plano evolutivo. E esses benefícios vão além de nutrir nosso corpo, agindo também no aspecto emocional, harmonizando-o e purificando-o.

O relacionamento entre o ser humano e a natureza, na maioria das vezes, não tem sido muito honesto. Ele tem-se afastado muito dela, só a procurando quando tem necessidade, quando precisa dela, e isso não está certo. Um relacionamento honesto tem de ter reciprocidade. Esse modo de agir espelha falta de inteligência e de gratidão por quem tanto faz por nós. As consequências são diversas e, por incrível que pareça, muitos não as observam, apesar de estarem por todo lado, afetando-nos todo dia, toda hora.

Perceba: as pessoas estão enfermas, deprimidas, estressadas, depressivas; elas se enganam, mas não enganam a natureza com sorrisos falsos e doentios pelas conquistas do mundo materialista. A natureza não sabe o que é isso; na verdade, essas conquistas de nada valem, até mesmo no mundo materialista, se foram adquiridas sem respeito e gratidão.

Alimentos como as frutas são de muita importância em todo esse processo, pois transmitem para nós harmonia, por suas cores, formas e sabores, e transmutam o ar, o éter e a atmosfera do ambiente onde se encontram. As frutas, durante seu longo período de cultivo, recebem o sol em toda sua plenitude, que é a energia vital. Ao consumi-las de forma correta e desde que não sejam um "cadáver" vegetal – quando se apresentam flácidas, podres, passadas, amassadas, com cores estranhas, enfim, quando estão impróprias para o consumo –, são alimentos completos em sua composição, pois possuem inúmeros nutrientes, como vitaminas, sais minerais, fibras e tantas outras propriedades medicinais, que conheceremos ao longo desta obra e que são indispensáveis à saúde.

Hoje as frutas são recomendadas por todos os profissionais da saúde do planeta; é impossível viver sem elas, quando se almeja uma vida plena. Por isso, como tudo que colocamos para dentro do corpo se torna parte dele, é essencial conhecer melhor as frutas, saber como prepará-las e como ingeri-las, para que nosso organismo se beneficie de todo seu valor nutricional e energético.

Com carinho!

Hilton Claudino

Introdução

Simplesmente nutritivas, saudáveis, deliciosas, e ainda contribuem para proporcionar saúde e manter a saciedade: assim são as frutas. A trofologia (ciência que nos ensina a manter ou a restabelecer a saúde por meio da alimentação adequada às necessidades do nosso corpo) atribui a elas muita importância na nossa alimentação diária. Não existe saúde plena sem frutas e sem vegetais. A verdade é que a ingestão regular de frutas, obedecendo às leis do metabolismo, previne enfermidades e pode agilizar o restabelecimento do corpo e a consequente cura de doenças.

Todas as frutas frescas são alcalinizantes, ou seja, não importa sua categoria, todas são benéficas para equilibrar o pH do nosso organismo. Em sua maioria, também são antioxidantes (ou seja, removem do corpo o "lixo" descartado pelas células, ou seja, os radicais livres, que causam a degeneração e a morte celular), desintoxicantes, anti-inflamatórias, melhoram a circulação sanguínea, regulam as funções gástricas, ativam as funções intestinais, mantêm e reforçam o sistema imunológico, harmonizam os batimentos cardíacos, renovam as células, evitando o envelhecimento precoce e mantendo a saúde dos ossos e da pele, e são ricas em hormônios e outros micronutrientes indispensáveis para o perfeito equilíbrio do corpo. Além disso, contêm a melhor e mais completa fonte de água, açúcares, fibras, sais minerais, vitaminas e outros compostos bioativos importantes à saúde.

Água

Para o corpo humano funcionar perfeitamente, ele necessita de um aporte de água suficiente. Preste atenção! Estou falando de água, não de refrigerantes nem sucos impregnados de substâncias químicas.

A água é indispensável para que várias funções ocorram no nosso organismo, e todas as frutas a contêm, ainda que com maior ou menor teor. Essa água é pura, alcalina e ajuda a hidratar o organismo; a transportar oxigênio, gordura e glicose para os músculos; a regular a temperatura corporal; a eliminar resíduos do corpo; e participa ativamente no processo de digestão dos alimentos.

Perceba que, depois de terminar uma intensa atividade física, se você ingerir, por exemplo, kiwi, melão, melancia (ao natural ou seu suco puro), vai hidratar seu corpo duas vezes mais do que se simplesmente bebesse água. Isso acontece porque, além da água, nas frutas há um bom aporte de nutrientes e, inclusive, de sais minerais que foram perdidos durante a atividade exercida. Outra vantagem: consumir alimentos ricos em água diminui a ingestão de calorias e causa saciedade, inibindo a fome.

Um estudo realizado em 2009 por pesquisadores da Faculdade de Medicina da Universidade de Aberdeen revelou que a combinação de água e nutrientes ajuda a hidratar de forma perfeita o organismo humano, além de ser mais eficaz que qualquer líquido ou bebida isotônica industrializada.

Açúcares

A frutose é um açúcar natural presente em frutas, sucos naturais, vegetais e mel. A frutose natural não oferece riscos à saúde em um corpo são, proporcionando efeitos benéficos ao nosso organismo e à mente. A frutose que causa problemas é aquela encontrada em frutas modificadas geneticamente.

Fibras

Embora a quantidade varie, todas as frutas possuem fibras, inclusive suas cascas; por isso, se possível, ingeri-las também. Quanto aos sucos naturais, coá-los somente quando for estritamente necessário, mantendo, assim, bom aporte das fibras.

As fibras, além de recomporem a flora intestinal, retardam a absorção da frutose e, dessa forma, evitam picos de entrada de açúcar na corrente sanguínea, a transformação do excesso de açúcar em gordura e, enfim, impedem a sobrecarga do pâncreas na produção de insulina, prevenindo o diabetes. Portanto, evite a todo custo adoçar os sucos de frutas naturais, pois, além de camuflar-lhe o gosto, em geral, o açúcar apresenta um alto índice glicêmico, é pobre em nutrientes e, por sua densidade, acaba eliminando outros tantos nutrientes, bem como interfere negativamente na absorção das fibras. Contudo, se tiver de fazê-lo, utilize preferencialmente o mel; açúcar refinado, jamais!

Sais minerais

São elementos sólidos naturais muito valiosos para nossa saúde, sendo responsáveis pelo funcionamento do metabolismo corporal, essencial no combate a doenças e à cicatrização de ferimentos, por exemplo. Ressaltemos aqui a importância específica de alguns deles:

- ◆ Magnésio: responsável por mais de 350 processos do metabolismo orgânico, como do cálcio, e está relacionado à síntese da vitamina D. É fundamental para o perfeito funcionamento de nervos e músculos. Alimentos ricos em magnésio: uva, abacate, nozes, grão-de-bico, peixes, espinafre etc.

- ◆ Potássio: regula os batimentos cardíacos, controla a pressão arterial, ajuda a desinchar o corpo. Alimentos ricos em potássio: banana, abacate, uva-passa, amêndoa, batata-doce, beterraba etc.

- ◆ Ferro: é um importante componente da hemoglobina, substância presente nos glóbulos vermelhos, responsável por transportar o oxigênio dos nossos pulmões para todo o corpo. Mantém saudáveis as células dos cabelos, da pele e das unhas. A carência de ferro causa anemia. Alimentos ricos em ferro: pêssego, uva-passa com semente, damasco, peixes, cereais, vegetais de folhas escuras etc.

- Fósforo: fornece energia para músculos e nervos. Quem faz uso contínuo de antiácidos (para tratamentos contra má digestão, gastrite e úlcera), pode ter carência desse importante mineral. Alimentos ricos em fósforo: frutas secas, amendoim, nozes, carnes em geral, leguminosas, leite e derivados etc.
- Zinco: tem grande valor proteico e é um potente energético necessário à maturação do esperma e à fertilização dos óvulos. Alimentos ricos em zinco: sementes de melancia, castanha-de-caju, amendoim, gema de ovo, feijão, espinafre etc.
- Selênio: previne e combate doenças cardíacas, catarata, degeneração macular, herpes, lúpus, e age contra o envelhecimento precoce, fortalecendo o cérebro e prevenindo o surgimento de alguns tumores, como de próstata e pulmões. É também necessário para o aumento da absorção de iodo no metabolismo dos hormônios da tireoide. Contudo, a ingestão de grandes doses de selênio por dia, isto é, quantidades acima de 400 microgramas, pode ser tóxica e causar dor de cabeça, queda de cabelos e tornar as unhas fracas e quebradiças. Alimentos ricos em selênio: feijão, castanha-do-pará, gérmen de trigo, peixe, ovo, cupuaçu etc.

Perceba que, quando nascemos, nosso organismo é alcalino e, à proporção que envelhecemos, cada vez mais se torna ácido. Essa condição nos deixa mais propensos a desenvolver, por exemplo, enfermidades gástricas, diabetes, hipertensão, câncer, entre outras doenças. Além disso, saiba que, todas as vezes que o corpo (sangue) está acidificando, ele busca meios para alcalinizar-se. Para isso, recorre aos sais minerais alcalinizantes impregnados nos ossos, principalmente o magnésio e o cálcio; porém, essa compensação tem um custo, pois acaba facilitando o desenvolvimento de enfermidades como osteopenia, osteoporose, artrose, entre outras. Portanto, é essencial equilibrarmos nosso organismo com a alimentação correta.

Vitaminas

São nutrientes indispensáveis ao corpo, mas que não são fabricadas por ele. Vamos conhecer as principais delas:

- A-retinol: vitamina essencial ao nosso organismo, protege-nos de doenças oculares, como a cegueira noturna, e de infecções; conserva a saúde da pele; auxilia no crescimento; atua beneficamente no sistema nervoso e nas vias respiratórias e ajuda na formação do esmalte dos dentes. A complementação de vitamina A feita por medicamentos (sintética), além da consumida naturalmente, deve ser cuidadosamente acompanhada por um profissional da área médica, pois a superdosagem pode causar sérios prejuízos à saúde. Os sintomas principais são: pele seca, perda de cabelos, pigmentação cutânea anormal, inapetência, e outros relacionados à visão. Os homens necessitam de uma quantidade diária de 900 microgramas e as mulheres, de 700 microgramas.

- B1-tiamina: é um tônico cardíaco e regulador da capacidade mental; por isso, a carência dessa vitamina reduz tal capacidade, prejudicando o intelecto (o álcool é um dos maiores destruidores de vitamina B1 do nosso organismo); ajuda também a regular o sistema nervoso e o digestivo.

- B2-riboflavina: é importante para o metabolismo e para funções orgânicas do fígado e do coração. Seu consumo é essencial, pois evita distúrbios oculares como catarata e glaucoma (em conjunto com as vitaminas A, B1, C e celulose, todas encontradas no caqui); impede, ainda, a queda de cabelos.

- B3-niacina: atua na síntese dos hormônios sexuais (estrogênio, progesterona e testosterona), no metabolismo energético, bem como auxilia na ação de enzimas antioxidantes benéficas à saúde cutânea, prevenindo até a incidência do câncer de pele. Contém também propriedades que ajudam a diminuir os níveis de triglicerídeos e de colesterol LDL ("ruim"), e a elevar os do colesterol HDL ("bom").

- B5-ácido pantotênico: auxilia no crescimento; regula o sistema nervoso, o cerebral e a circulação sanguínea; mantém o bom desempenho do sistema digestivo, combatendo até o mau hálito; reduz o nível de colesterol LDL do sangue; e é essencial ao metabolismo de gorduras, proteínas, açúcares e enxofre.
- B6-piridoxina: melhora a qualidade do sono e regula o sistema nervoso.
- B7-biotina: também conhecida como vitamina H ou B8, desempenha funções importantes no corpo, como manter a saúde da pele, dos cabelos e do sistema nervoso.
- B9-ácido fólico: intervém na produção de glóbulos vermelhos e brancos, e é indispensável às mulheres grávidas, pois atua na prevenção de deformações do feto e de anemias.
- B17-amygdaline (ou laetrile): é essencial à prevenção de câncer, além de revigorar as células do organismo.
- C-ácido ascórbico: a importância dessa vitamina no nosso organismo é imensa, pois, além de ser um antioxidante natural, atua na síntese do colágeno; reforça o sistema imunológico contra o ataque de micro--organismos causadores de infecções e de doenças inflamatórias; é muito importante nos casos de depressão; regula as taxas da tireoide; fortalece os vasos

capilares e hidrata-os; ajuda na absorção do mineral ferro, do ácido fólico, e no equilíbrio dos hormônios sexuais; e evita a formação de nitrosaminas, substâncias causadoras de alguns tipos de câncer. A quantidade diária recomendada para adultos é de 90 mg, para homens, e de 75 mg, para mulheres; porém, vale lembrar que o consumo não deve exceder a 2 mil mg por dia, o que aumentaria a possibilidade de formação de pedras nos rins. Entre as frutas, as que têm maior concentração de vitamina C são camu-camu (campeã no mundo vegetal), acerola, caju, manga (madura), goiaba branca e laranja, nesta ordem.

- D3-colecalciferol: sintetizada na pele pela exposição à luz solar (radiação B ultravioleta), esta vitamina aumenta principalmente a absorção de cálcio e fósforo pelo intestino e promove formação e mineralização óssea.

- E-tocoferol: tem importante papel no aumento da imunidade e na limitação e progressão de muitas doenças degenerativas, como certos tipos de câncer, catarata, desordens neurológicas e cardiovasculares, inflamação crônica, e na proteção de doenças crônicas não transmissíveis como mal de Parkinson, Alzheimer, além de reduzir e prevenir o processo de envelhecimento precoce das células.

- K-naftoquinonas: essencial para muitos fatores coagulantes no sangue, bem como ao metabolismo ósseo.

Compostos bioativos importantes à saúde

Reunimos aqui substâncias encontradas nos alimentos, principalmente nas frutas – e diversas vezes citadas ao longo do texto –, que são "aliadas" da vida saudável, a fim de que, ao conhecê-las melhor, possamos aproveitar mais de seus benefícios:

- Polifenóis: micronutrientes que atuam como antioxidantes e, além de preservar tanto as células quanto outros elementos químicos naturais do corpo contra os danos causados pelos radicais livres, protegem a pele do envelhecimento precoce e mantêm a firmeza e a elasticidade cutânea, evitando, por exemplo, o rompimento de fibras elásticas que causa estrias.

- Flavonoides: um dos quatro componentes da família dos polifenóis, também têm poder antioxidante, sendo eficazes no controle dos processos inflamatórios e do envelhecimento precoce, e no fortalecimento do sistema imunológico. Os principais tipos de flavonoides são:

  - antocianinas: com seus pigmentos roxo-azulados, fornecem aos frutos proteção antioxidante contra os efeitos prejudiciais da constante exposição à luz ultravioleta. Sendo assim, quando ingeridas nos alimentos, proporcionam esses mesmos benefícios ao organismo humano, impedindo os processos inflamatórios de se desenvolverem. Além disso, melhoram e fortalecem a visão, ao estimular a produção de rodopsina, pigmento de tonalidade roxa presente na retina, fundamental para se enxergar com precisão até mesmo em condições desfavoráveis, como, por exemplo, com baixa luminosidade; em contrapartida, deficiências desse pigmento resultam em dificuldade para enxergar durante o dia e em cegueira noturna. As antocianinas também evitam picos de hipertensão e protegem contra o diabetes, porque, ao preservarem as células beta do pâncreas, elevando a secreção de insulina, reduzem a digestão de açúcares no intestino delgado e aumentam a sensibilidade à insulina. Harmonizam, ainda, as funções cognitivas e motoras, melhorando e preservando nossa memória, inclusive evitando o declínio da função neural que ocorre naturalmente com o envelhecimento. Por fim, elas combatem diversos tipos de cânceres, sendo até capazes de impedir o desenvolvimento de células ligadas ao câncer de mama.

Os cientistas descobriram mais de seiscentos tipos de antocianinas naturais. A forma mais abundante é a C3G, que regula os nossos genes para proteger o corpo da ação dos radicais livres. Um estudo realizado na Universidade da Flórida mostrou que o extrato de açaí, por exemplo, foi capaz de acionar o mecanismo que elimina 86% das células de leucemia nas amostras, devido à alta concentração de C3G e de outras antocianinas.

Não existe uma quantidade exata recomendável para ingeri-las por dia, mas uma coisa é certa: três a cinco porções por semana já produzem ótimos resultados. Fontes naturais de antocianinas são: amora, açaí, maçã vermelha, vinagre natural de maçã, morango, cereja, ameixa-preta, berinjela, repolho roxo etc.

- Resveratrol: combate os processos inflamatórios e infecciosos, como o herpes; previne doenças do sistema circulatório e cardiovascular, como arteriosclerose, infarto e derrame cerebral, em até 70%; baixa os índices do colesterol LDL; purifica e desintoxica o organismo; retarda o envelhecimento, melhora a qualidade da pele e acelera os processos de cicatrização; regula a pressão arterial e dificulta o desenvolvimento de alguns tipos de câncer. Fontes naturais de resveratrol são: amendoim, uvas de tonalidade escura (preta, roxa), jabuticaba, vinagre natural de maçã etc.
- Quercetina: outro poderoso antioxidante que combate os radicais livres e tem propriedades an-

ti-inflamatórias; é também um anti-histamínico natural, evitando alergias alimentares e sazonais; fortalece o sistema respiratório, impedindo crises de asma etc.; reduz o estresse, ameniza a dor e é um grande coadjuvante no combate aos sintomas da artrite. Sua ingestão constante regula e fortalece o sistema cardiovascular, afastando males como o infarto, o derrame cerebral e o câncer. Além disso, aumenta a resistência imunológica e o vigor, naturalmente; estimula as funções do fígado e dos rins; age beneficamente nas funções cerebrais; e regula as secreções do organismo, por seu poder adstringente. Fontes naturais de quercetina são: alho, cebola, maçã etc.

- Fisetina: é uma substância fundamental às funções cerebrais, mantendo a mente sempre jovem, ao fortalecer a memória e estimular a formação de novas conexões entre os neurônios; além disso, aumenta o teor de noradrenalina no corpo, um hormônio capaz de melhorar a concentração e evitar a dispersão, e impede a progressão de doenças degenerativas como Alzheimer e os danos cerebrais causados por AVC. Fontes naturais de fisetina são: morango, maçã, caqui, pepino, cebola etc.
- Tanino: reforça as paredes arteriais, prevenindo o entupimento das veias, além de reduzir o colesterol

LDL e retardar o envelhecimento celular. Fontes naturais de tanino são: nozes, amêndoas e outras castanhas, principalmente com a casca, chocolate amargo, açaí, romã, tâmara, feijão azuki etc.

- Ácido elágico: possui inúmeras propriedades cientificamente comprovadas de ação antiviral, analgésica e antiproliferativa, isto é, impede a proliferação de carcinógenos, como hidrocarbonetos policíclicos e nitrosaminas (compostos orgânicos encontrados em alimentos embutidos mal armazenados, que utilizam nitratos e/ou nitritos para conservação, como defumados, queijos e carnes curadas, e que estão contaminados com fungos responsáveis por sua formação). Além disso, induz as células cancerígenas a um fenômeno chamado "apoptose", que consiste na autodestruição delas. Fontes naturais do ácido elágico são: morango, framboesa, nozes, romã etc.
- Leucoantocianidinas: substância encontrada somente na semente da uva preta, é o maior agente antioxidante do mundo, sessenta vezes mais poderoso que a vitamina C.
- Hesperidina: composto que atua na redução do colesterol LDL e na fragilidade capilar. Fontes naturais da hesperidina: frutas cítricas, como laranja e limão.

- Carotenoides: outro grupo de antioxidantes essenciais à saúde e precursores da síntese da vitamina A no organismo, são responsáveis pelos pigmentos naturais que, na natureza, colorem os alimentos de vermelho e amarelo. São exemplos de carotenoides:
  - Licopeno: é o mais poderoso antioxidante entre os carotenoides. Destaca-se pela capacidade de eliminar da circulação sanguínea elementos oxidantes extremamente prejudiciais ao organismo; com isso, reduz o risco de danos celulares, prevenindo doenças cardiovasculares e alguns tipos de câncer, principalmente de próstata. Fontes naturais de licopeno: caqui, castanha de baru, damasco, goiaba vermelha madura, melancia com sementes, pequi, tomate, pitanga, pólen de abelhas etc.
  - Luteína e zeaxantina: antioxidantes vitais ao corpo, principalmente à proteção ocular, do nervo ótico e das delicadas estruturas da parte posterior dos olhos. Previnem e combatem a catarata ligada ao envelhecimento, assim como a degeneração macular (problema que pode levar à cegueira); além disso, impedem danos às células, retardando o envelhecimento precoce. Fontes naturais de luteína e zeaxantina: banana, goji berry, jaca, pistache, tâmara, pimentão amarelo, milho, aspargo etc.

- Lectina: proteína presente em muitos alimentos que, de acordo com estudos brasileiros, contém uma substância capaz de fortalecer o sistema imunológico contra parasitas, enfermidades infecciosas e células cancerígenas; também é tão eficaz quanto alguns medicamentos utilizados contra o vírus HIV, ao bloquear a ação dos vírus antes que possam fixar-se nas células sanguíneas. Fontes naturais de lectina: amendoim, banana, jaca, feijão, soja.

- Pectina: fibra solúvel não digerida por enzimas humanas, com ação benéfica para a microbiota intestinal, formando uma espécie de gel que melhora o trânsito do intestino e a absorção de água. A combinação entre antocianinas e pectina permite que as células permaneçam em perfeito equilíbrio no corpo, controlando a resistência à insulina, mal que antecede o diabetes tipo 2. Tem também a capacidade de inibir a reprodução de células cancerígenas e induzir à apoptose, isto é, a morte celular programada, ao fim de quatro dias de administração. Neste estudo, foi também revelado que a pectina mostrou 54% de toxicidade para as células cancerosas. Com base nos resultados, os investigadores concluíram que pode ser utilizada para a prevenção e tratamento do câncer de próstata. Além disso, a pectina controla o peso e o colesterol, é anti-inflamatória e ajuda o organismo a eliminar metais nocivos, como o chumbo e o mercúrio. Fontes naturais de pectina são: pera, maçã, vinagre natural de maçã, limão, laranja, pêssego, cenoura etc.

- ♦ Arginina: aminoácido produzido pelo corpo humano, por meio de uma alimentação adequada, que tem como principais benefícios: recuperar da fadiga e do cansaço, ao melhorar o desempenho muscular (revigorante); aumentar a imunidade, estimulando as células de defesa; potencializar a cicatrização de feridas, participando ativamente na formação de tecidos; eliminar eficazmente toxinas do organismo, pois é um grande auxiliar nas ações do fígado; regular o sistema circulatório, estendendo seus benefícios até às disfunções sexuais; e fortalecer os cabelos, melhorando os fios, hidratando-os e deixando-os brilhantes, ao estimular a produção de queratina ou ceratina (proteína sintetizada por muitos animais para formar diversas estruturas do corpo, como, por exemplo, cabelos e unhas). Fontes naturais de arginina: caju, kiwi, amêndoa, melancia, nozes, pistache etc.

- ♦ Colina: aminoácido relacionado à saúde do cérebro, coração, fígado e dos músculos, com papel importante na prevenção de doenças como Alzheimer, demência, Parkinson, epilepsia, e doenças cardiovasculares e câncer. Fontes naturais de colina: amêndoas, uva, gema de ovo etc.

- Glutationa – considerada um dos antioxidantes naturais mais benéficos à saúde, é encontrada na maioria das células do corpo, notadamente nas células do fígado, e pode também ser obtida pela ingestão de alimentos. Ela regula o sistema respiratório, melhora a qualidade do esperma, age no tratamento de catarata, glaucoma, asma, câncer, doença cardíaca, hepatite, perda de memória, doença de Alzheimer, doença de Parkinson, Aids, bem como evita danos ao sistema imunológico e previne o envelhecimento precoce ao combater os radicais livres, eliminando toxinas do organismo. Em contrapartida, baixos níveis de glutationa no corpo estão ligados a enfermidades psiquiátricas, como transtorno bipolar, depressão e esquizofrenia. Fontes naturais de glutationa: abacate, melancia, morango, pêssego, cebola, espinafre etc.
- Fitoesteróis: moléculas encontradas em vários alimentos de origem vegetal. O termo *fito* significa "planta" e o termo *esterol* é utilizado para designar um tipo específico de molécula com estrutura semelhante ao colesterol; por isso, entraram para a lista de alimentos funcionais por conta de sua capacidade de ser absorvido pelo organismo em vez das moléculas de colesterol, reduzindo, assim, os níveis dessa gordura

no sangue e, consequentemente, prevenindo doenças cardiovasculares e a formação de coágulos no sangue. Além disso, possuem elementos anticancerígenos. Fontes naturais de fitoesteróis: castanha-de-caju, iogurte, nozes, amêndoas, óleo de girassol e de canola, pistache etc.

- Saponinas: potente agente anticancerígeno que, segundo estudos, previne e combate a leucemia e o câncer de cólon; muitos cientistas até consideram esse antioxidante uma das possíveis fontes da cura do câncer. Fontes naturais de saponinas: jaca, guaraná, grão-de-bico etc.

- Ácido málico: composto orgânico que garante a resistência muscular, fortalece a imunidade e melhora todo o sistema digestivo e a assimilação de minerais. Sua ação benéfica se deve, entre outros motivos, ao fato de ser um dos ácidos do chamado "ciclo de Krebs", que é um conjunto de reações responsáveis pela produção de energia no interior das células. Fontes naturais de ácido málico: alimentos de sabor ácido, como uva, cereja não madura, pera, maçã (principalmente), vinagre natural de maçã etc.

- Ácido láurico: com ação bactericida, antiviral e antiprotozoária, previne de organismos como *Citomegalovirus* (herpes), *Chlamydia trachomatis* (clamídia),

Streptococcus (causador de diversas patologias, como meningite e faringite estreptocócica), giárdia (giardíase), *Helicobacter pylori* (bactéria responsável por alguns tipos de gastrite e úlcera) etc. Fontes naturais de ácido láurico: coco e seus derivados, pequi etc.

- Ácido caprílico: com ação antifúngica, previne a candidíase de repetição (causada pela *Candida albicans*) e age contra seus sintomas. Também combate salmonela, micoses, gastroenterite e *Staphylococcus* (um dos mais comuns causadores de doenças no ser humano), além de ter papel fundamental no metabolismo da glicose e dos lipídeos. Um estudo publicado no *Journal of Biological Chemistry* mostra que esse ácido é eficaz no tratamento do diabetes. Fontes naturais do ácido caprílico: coco e seus derivados.
- Ácido cítrico: rico em vitamina C, além de ajudar no fortalecimento do sistema imunológico, combate fermentações pútridas do estômago e dos intestinos. Fontes naturais do ácido cítrico: caju, laranja, acerola, limão etc.
- Ácido glutâmico (ou glutamato): é o mais comum dos neurotransmissores do sistema nervoso de mamíferos; por isso, é conhecido como o "combustível do cérebro". Supõe-se que esse aminoácido tenha forte e efetiva participação em funções cognitivas cerebrais,

como a capacidade de memorização, concentração e aprendizagem. Além disso, estudos preliminares indicam também que participa da desintoxicação cerebral, inclusive expulsando o elemento tóxico "amônia", que, segundo estudos, dependendo da variação de sua concentração no cérebro, pode estar relacionada a vários tipos e graus de distúrbios do sistema nervoso central, como as doenças de Alzheimer e Charcot (um grupo de disfunções hereditárias que danificam os nervos dos braços e das pernas). Ainda, é responsável por proporcionar o quinto sabor básico do paladar humano: o umami, que, em japonês, quer dizer "delicioso, apetitoso". Esse sabor foi descoberto no início do século XX e somente aceito pela comunidade científica em 2000, juntando-se aos tradicionais sabores doce, salgado, amargo e azedo. Essa peculiaridade fez com que o glutamato monossódico, que é um sal do ácido glutâmico, seja hoje largamente utilizado pela indústria alimentícia como aditivo alimentar, para realçar o sabor dos alimentos. Fontes naturais do ácido glutâmico: aspargo, agrião, alface, kiwi, manga etc.

- Ácido tartárico: composto natural encontrado em uma variedade de frutas e sementes, dentre eles a uva, e, por isso, é conhecido como "ácido do vinho". Fontes naturais de ácido tartárico: manga, maçã, nêspera, romã, tamarindo, sementes de girassol, uva etc.

- Ácidos graxos: são gorduras "boas", benéficas à saúde do corpo. As principais delas, encontradas em vários alimentos, são:
  - Ômega 3-linoleico (gordura poli-insaturada): possui efeitos anti-inflamatórios, antitrombóticos, antiarrítmicos, e propriedades vasodilatadoras, benéficas à prevenção de doenças cardíacas, da hipertensão, do diabetes tipo 2, da artrite reumatoide, entre outras enfermidades. Fontes naturais de Ômega 3-linoleico: nozes, pitaya, manga, açaí, salmão, azeite etc.
  - Ômega 6-linolênico (gordura poli-insaturada): atua positivamente no sistema imunológico, na regulação da temperatura corporal, na perda de água pelo corpo e na hipertensão. Fontes naturais de Ômega 6-linolênico: amendoim, castanha de baru, cacau, óleo de milho etc.
  - Ômega 9-ácido oleico (gordura monoinsaturada): ajuda a reduzir as taxas de triglicérides e a aumentar as do colesterol HDL; inibe a produção excessiva de cortisol, com consequente diminuição do acúmulo de gordura abdominal; e impede a proliferação de células do câncer de mama. Fontes naturais de Ômega 9-ácido oleico: abacate, açaí, castanha-de-caju, azeite etc.

Como escolher e conservar as frutas

Às vezes, pela aparência ou com uma leve pressão dos dedos, você pode selecionar as frutas, que devem ser frescas, firmes e não apresentar sinais de danificação.

Dizemos que as frutas estão "de vez" quando estão próximas de amadurecer e apropriadas para consumo. Elas devem ser conservadas na temperatura ambiente até o total amadurecimento; depois, podem ser consumidas ou guardadas na geladeira, mas nunca deixá-las descobertas depois de cortadas.

Quando estão maduras, frescas e são mastigadas adequadamente, são de fácil digestão, inclusive, combatem a prisão de ventre, devido a suas fibras. Lembrando que a prisão de ventre ou constipação é um problema que precisa ser resolvido rapidamente, pois se trata de um "terreno" muito perigoso, minado de inúmeras enfermidades. Aliás, essa condição pode ser resultado do abuso de carnes, de farinhas refinadas, sendo combatida mediante a ingestão de cereais integrais, verduras frescas e de algumas plantas medicinais.

Quando as frutas passam do tempo de maturação, normalmente em poucos dias elas murcham, perdem o sabor e o valor nutricional, ficando completamente desvitalizadas; enfim, tornam-se um "cadáver" vegetal.

As diversas categorias de frutas

As frutas dividem-se em cinco categorias:
- *Frutas doces:* têm como principal característica o alto teor de açúcar, a frutose.

- *Frutas semiácidas:* contêm ácidos mais simples e mais fracos. Situam-se entre as doces e as ácidas.
- *Frutas ácidas:* possuem como característica principal o alto teor de substâncias ácidas.
- *Frutas hiper-hídricas ou monofágicas:* caracterizadas pelo alto conteúdo de água.
- *Frutas oleaginosas:* ricas em gorduras saudáveis, como, por exemplo, as monoinsaturadas e poli-insaturadas.

Ambientes em que as frutas são digeridas

- No estômago (ambiente ácido): categoria das frutas oleaginosas.
- No intestino (ambiente alcalino): categoria das frutas doces, semiácidas, ácidas, hiper-hídricas ou monofágicas.

Quando comer frutas

Para nosso organismo usufruir de todos os benefícios das frutas, assim como de vitaminas, sais minerais e outros nutrientes, deveríamos comê-las sempre com o estômago vazio, ou trinta a sessenta minutos antes das refeições ou duas horas depois. Isso porque, quando comemos, os alimentos em geral são digeridos no estômago; então, se em seguida comermos frutas, que em sua maioria são digeridas no intestino, ficam retidas no estômago e não passam para o intestino, causando, junto dos outros alimentos, fermentações indevidas e, às vezes, até pútridas. E mesmo as frutas da categoria "oleaginosas", digeridas no estômago, irão comprometer a digestão, pois, lembre-se, o ambiente do nosso estômago é ácido, existindo ali oxigênio próprio para a digestão de frutas dessa categoria. Por sua vez, se comermos frutas da categoria "hiper-hídricas" ou "monofágicas" (no planeta só existem duas: melancia e melão, ricos em água, concentrando em sua composição, respectivamente, 92% e 91% de água), elas varrem todos os ácidos digestivos e comprometem seriamente todo o sistema digestório (composto de boca, esôfago, estômago, intestino delgado, intestino grosso, além das glândulas anexas, como o fígado). Isso também nos leva à seguinte conclusão: comer essa categoria de fruta, logo após outra refeição, é quase o mesmo que beber água.

Faça um teste: corte uma maçã, banana etc., e a deixe exposta; dentro de alguns minutos, você verá que estará escura. É a ação do oxigênio sobre as frutas: as oxida e faz com que apodreçam. Dessa mesma forma acontece com as frutas doces, ácidas, semiácidas e monofágicas ou hiper-hídricas, quando ficam retidas no estômago.

Sendo assim, podemos comer salada de frutas desde que estas façam parte da mesma categoria, evitando misturá-las, pois cada uma delas possui funções específicas para o organismo e tem tempos diferentes de fermentação e de assimilação de nutrientes. Portanto, como cada categoria é digerida por vez, duas horas depois se pode comer outra categoria de frutas, usufruindo de seus benefícios particulares.

Nesse sentido, misturar na salada de frutas banana, manga, maçã da casca vermelha, e outras da mesma categoria (doce), está correto! Contudo, misturar banana (doce), maçã verde (semiácida), uva (ácida), morango (ácida) e melão (monofágica ou hiper-hídricas) está incorreto!

Já em relação aos sucos naturais das frutas, existem algumas combinações de categorias diferentes que podem ser feitas – as quais serão apresentadas ao longo do livro –, pois devemos lembrar que tomar o suco da fruta é diferente de ingeri-la ao natural. Os sucos de frutas são muito ricos em vitaminas e sais minerais, especialmente quando centrifugados; porém, a validade deles é curta. Em geral, depois de três minutos prontos, suas propriedades se perdem e também passam a oxidar-se. Por isso, devemos consumi-los logo que preparados, e as sobras têm de ser inutilizadas.

Todavia, alertamos que, a rigor, durante as refeições não devemos ingerir nenhum tipo de líquido, como água, sucos, refrigerantes etc., em hipótese alguma. Quando isso ocorre, os ácidos digestivos são varridos do estômago e compromete-se todo o processo digestivo, além de dilatar o estômago. Os líquidos devem ser ingeridos trinta minutos antes das refeições ou duas horas depois.

Concluindo, toda essa ação é própria da natureza humana e ninguém vai conseguir mudá-la: ou se aprende a comer e, com certeza, se tem saúde, melhora-se a qualidade de vida, ou come-se errado, e as pessoas ficam enfermas. Não se esqueça: no decorrer dos anos, a natureza nos cobra, e essa cobrança não é igual a uma dívida financeira, que um dia eu pago, recebo a quitação e está tudo certo. Essa cobrança vem em forma de enfermidades.

A natureza não perdoa mesmo!

> *Observações:*
> • Nunca troque um suco de frutas totalmente natural (se tiver de adoçá-lo, faça-o preferencialmente com mel) por refrigerante.
> • Se tiver de tomar algum líquido durante as refeições (para tomar algum remédio, por exemplo), faça-o com no máximo três dedos de água.

Produto orgânico e produto convencional

O produto orgânico é cultivado sem adição de agrotóxicos e sem fertilizantes químicos. A produção orgânica também tem o objetivo de preservar e conservar o solo, a água, o ar, a flora e a fauna, além de reduzir a poluição.

O produto convencional, por sua vez, se refere a alimentos produzidos utilizando-se adubos químicos e agrotóxicos; método que agora dizem ser "comum" para fertilizar, controlar pragas ou prevenir doenças.

A fim de distinguir a forma como as frutas, verduras e vegetais comercializados foram produzidos, cada unidade deveria conter um selo ou adesivo numerado chamado PLU, o qual indicaria o modo de cultivo e o nome da empresa responsável por isso. Acontece que, no Brasil, essas informações nem sempre acompanham os produtos.

Saiba como identificar os produtos cultivados com agrotóxicos, os modificados geneticamente ou os biológicos: se o selo ou adesivo tiver quatro números, significa que o produto foi cultivado na forma tradicional, isto é, com pesticidas e fertilizantes; se o selo ou adesivo tiver cinco números e o primeiro número for oito, significa que o produto é um "organismo geneticamente modificado"; e, se o selo ou adesivo tiver cinco números e o primeiro for nove, significa que o produto procede de cultura que não usa pesticidas.

Frutas secas

São produzidas por meio de desidratação, isto é, pela eliminação de seu teor de água, que pode ser feita de maneira natural ou artificial.

As frutas secas têm seu tamanho diminuído e, por isso, concentram mais nutrientes e mantêm grande parte de sais minerais, vitaminas e outras substâncias; porém, o teor dos açúcares eleva-se, aumentando, assim, seu valor calórico. Com esse alto índice glicêmico, tornam-se impróprias para o consumo de diabéticos e de pessoas com restrição de açúcar.

Entretanto, apresentam algumas vantagens, como, por exemplo, são mais resistentes ao tempo; então, é possível consumi-las mesmo fora da época, armazenando-as por um período mais longo. Além de essa forma ser uma alternativa saudável e prática de consumo, é também utilizada para incrementar várias receitas.

Frutas cristalizadas

Por ser cozidas, perdem grande parte dos nutrientes e recebem grande adição de açúcar, o que as torna menos saudáveis.

***

Depois desta explanação, convido você a conhecer o mundo realmente magnífico das frutas. Lembrando que, ao lado do nome de cada uma delas, há a respectiva categoria em que se enquadram.

Então, permita que elas participem diariamente da sua vida, ingerindo de três a quatro porções de frutas diariamente, sempre as alternando. Assim, logo notará benéficas mudanças em sua vida, ofertadas pela natureza, a qual é simplesmente divina...

Basta, então, buscá-las e conhecer seus benefícios para a saúde e a beleza.

Observações gerais:

As informações a seguir valem para todos os tipos de frutas e terapias:

• Os sucos, infusões e preparações devem ser tomados/utilizados logo depois de feitos, pois, após três minutos, seus nutrientes se perdem. Isso porque a luz e o oxigênio reagem com as moléculas protetoras, e, dessa forma, a cor e o sabor dos alimentos alteram-se e oxidam-se, perdendo suas propriedades. Por isso, prepare pequenas quantidades e, se mesmo assim houver sobras, inutilize-as.

• Os sucos naturais não devem ser coados, mantendo-se o bagaço das frutas.

• De preferência, *não* adoçar as receitas, a não ser que se indique essa possibilidade (exceto para os diabéticos!). E nesse caso, usar mel (preferencialmente), melaço, açúcar mascavo, entre outros adoçantes naturais, mas nunca o açúcar branco nem os adoçantes artificiais.

• Não usar leite de origem animal (a lactose causa desequilíbrios).

• Dar preferência também ao cozimento de alimentos no vapor, utilizando o aparelho apropriado para isso, não a cuscuzeira.

• A medida de um copo de água e de uma xícara de chá, corresponde, respectivamente, a 250 e 240 ml.

• As calorias informadas são uma média aproximada em cada 100 g de fruta.

Abacate
(categoria: oleaginosa)

Características

O abacate foi introduzido no Brasil no século XVI, inicialmente no estado do Rio de Janeiro, de onde se espalhou para todo o Brasil. Atualmente, os maiores produtores brasileiros estão nos estados de São Paulo e Minas Gerais. Acredita-se que existe em todo o mundo mais de quinhentos tipos de abacate.

Trata-se de um alimento completo por excelência. Faz parte do grupo de frutas imprescindíveis a nossa saúde e apresenta também resultados satisfatórios na estética e na beleza.

Ao ser consumido, é um verdadeiro bálsamo para o coração e os vasos sanguíneos, e possui propriedades diuréticas, anti-inflamatórias, levemente laxativas, além de reduzir o estresse, o nervosismo e a insônia. Também limpa o sangue, regula as taxas do colesterol, combate reumatismo, gota, artrite, e é ótimo para as articulações. Protege os olhos, especialmente agindo contra a catarata, em virtude da substância luteína contida nele. Estimula as ações do fígado, do intestino e dos rins, ameniza problemas digestivos e combate os males produzidos pelo consumo exagerado de carne. Ainda, é um ótimo energético, nutrindo todo o organismo e mantendo a beleza da pele e dos cabelos.

Contudo, deve ser consumido moderadamente por quem tem tendência à obesidade, por sua alta concentração de gorduras, ainda que a maioria destas não seja tóxica ao organismo e tenham grande valor nutricional, valendo mais que um rodízio de churrasco.

Estudos realizados com a película ou pele que envolve o caroço do abacate revelaram a existência de compostos medicinais que podem ser utilizados para tratamento de câncer, de enfermidades do coração e de outras patologias. Já seu caroço, é rico em antioxidantes; então, para usufruir de seus benefícios, deixe-o secar ao sol, rale-o e o polvilhe sobre os alimentos.

Outras pesquisas apontam também que mulheres que consomem um abacate médio por semana mantêm os níveis de hormônio equilibrados e normalizados, e a saúde e o funcionamento do útero em dia. Já para crianças e adolescentes, é rico em GH, o hormônio do crescimento.

Propriedades nutricionais

- ◆ Vitaminas: A-retinol, B1-tiamina, B2-riboflavina, B5-ácido pantotênico, B7-biotina, B9-ácido fólico, C-ácido ascórbico, E-tocoferol e traços de vitamina D3-colecalciferol.

- Sais minerais: cálcio, magnésio, ferro, fósforo, potássio, manganês, zinco, cobre, enxofre.
- 160 kcal (o dobro da manga ou o quádruplo da laranja).
- Fibras, carboidrato (20%), aminoácidos, como o triptofano, proteínas (mais do que em qualquer outra fruta).
- Ácidos graxos (gorduras): 20% saturados, 35% poli-insaturados (Ômega 3-linoleico e Ômega 6-linolênico) e 45% monoinsaturadas (Ômega 9-oleico).

Observações:
• Um abacate precisa de nove meses para se transformar de flor a fruto, e é a única fruta que não amadurece no pé.
• Um só abacate possui mais de 14 mil componentes químicos fotolíticos; destes, a ciência estudou e nomeou apenas 141.

Indicações terapêuticas
Para equilibrar os hormônios sexuais

Homens e mulheres devem consumir abacate com semente de linhaça, a qual também equilibra os hormônios sexuais. Então, bater no liquidificador uma colher (sopa) dessa semente com a polpa de um abacate.

Para problemas renais e corrimento vaginal

Misturar a uma xícara de leite uma colher (chá) de pó do caroço de abacate torrado e moído. Mexer bem e tomar uma a duas xícaras por dia.

Para regular a menstruação

Preparar uma infusão com uma colher (chá) de folhas de abacateiro, jogando uma xícara de água fervente sobre elas. Tomar uma xícara duas vezes ao dia.

Para fortalecer a memória e aumentar a quantidade de minerais no organismo

Bater no liquidificador: duas colheres (sopa) da polpa de um abacate (ou mais, se desejar); uma colher (sopa) de gérmen de trigo; uma colher (sopa) de gergelim preto; uma colher (sopa) de pólen de abelhas; um copo de água ou de leite desnatado; duas colheres (sopa) de extrato de soja. Se preferir, adoçar com rapadura, mel, açúcar orgânico ou mascavo. Tomar três a cinco vezes por semana, ou diariamente.

Para aumentar a vitalidade sexual

Bater no liquidificador: uma colher (sopa) da polpa de um abacate; uma colher (chá) da planta *Tribulus terrestris* em pó; duas colheres (chá) de gergelim preto; um copo de água. Se preferir, adoçar com mel ou rapadura ralada. Tomar um a dois copos por dia.

> *Observação:*
> Esta preparação não deve ser utilizada por hipertensos nem por quem teve/tem câncer de próstata ou algum problema relacionado a essa glândula.

Para aftas

Lavar bem algumas folhas de abacateiro, extrair seu sumo e aplicar sobre as aftas. Fazer duas a três aplicações por dia.

Para cisto sebáceo

Misturar argila medicinal com o pó do caroço de abacate torrado e moído (em média, um terço da quantidade da argila). Adicionar água, mexer bem e aplicar sobre a parte afetada. Deixar agir por cerca de 1h30. Fazer aplicações diárias.

Para dores de cabeça (de qualquer tipo)

Preparar uma infusão com as folhas do abacateiro, amornar e misturar com argila medicinal. Aplicar uma camada na testa e deixar agir. A dor cessará rapidamente.

Para doenças das vias urinárias

O chá das folhas do abacateiro é um poderoso estimulante renal e diurético. Preparar uma infusão com uma colher (chá) de folhas de abacateiro para uma xícara de água fervente. Tomar esse chá duas a três vezes por dia.

Para equilibrar e restaurar a oleosidade da pele

Aplicar a parte interna da casca do abacate sobre as partes afetadas, como rosto e pescoço, durante a noite. Na manhã seguinte, lavar o local com água fria.

Para equilibrar e restaurar a pele ressecada

Bater no liquidificador: ¼ de abacate maduro e quatro fatias de pepino, até formar um creme. Em seguida, guardar na geladeira por dez a quinze minutos. Depois, aplicar sobre todo o rosto e pescoço e deixar agir por vinte a trinta minutos.

Em outras regiões do corpo, como joelhos, cotovelos, calcanhar etc., aplicar a parte interna da casca de abacate diretamente sobre elas.

Observações:

- Quem está com a pele seca ou ressecada e até com descamação, deve beber uma boa quantidade de água por dia, por exemplo, um copo a cada hora.
- Não tomar banho com água muito quente e evitar o uso de sabonetes comuns, pois desidratam a pele. Utilizar sabonetes de cinzas, de babosa, de calêndula etc.

Para a carência de vitaminas do Complexo B

Bater no liquidificador: duas a três colheres (sopa) da polpa de um abacate maduro; duas colheres (chá) de levedo de cerveja em pó; um copo de iogurte natural desnatado ou água. Beber diariamente.

Para fortalecer e renovar cabelos desvitalizados e hidratar cabelos ressecados

Aplicar nos cabelos a polpa de um abacate maduro. Deixe agir por vinte a trinta minutos. Fazer aplicações diárias.

Para esporão de calcâneo

O esporão de calcâneo caracteriza-se pelo acúmulo excessivo de cálcio na sola dos pés, provocando o desenvolvimento de uma pequena saliência óssea que pode causar inflamação na fáscia plantar. Afeta principalmente mulheres entre 40 e 50 anos, mas também os homens, em menor proporção. A dor em forma de pontada é o principal sintoma, que se manifesta logo nos primeiros passos do dia e piora quando se caminha, corre ou salta. Esses sintomas desaparecem assim que a pessoa fica em repouso.

Para o tratamento, bater no liquidificador o caroço do abacate (picado e em temperatura ambiente) com meio litro de álcool de cereais. Colocar o conteúdo em um recipiente de vidro higienizado e esterilizado, e, em seguida, adicionar quatro pedrinhas de cânfora (encontradas em farmácias de manipulação). Fechar bem o vidro e deixar descansar por cinco dias. Depois desse período, antes de deitar-se, embeber um pedaço de algodão com o preparado e aplicar sobre o esporão, prendendo com gaze e esparadrapo. Remover ao acordar e repetir o procedimento todos os dias, até o esporão ser eliminado (em média, sete a dez dias).

Outra opção é fazer compressas sobre o esporão com uma infusão do caroço de abacate, gelada.

Para fortalecer dentes frouxos (piorreia)

Mastigar bem as folhas jovens do abacateiro para fortalecer os dentes e prevenir cáries.

Para dores nos joelhos, nos ossos, na coluna, nas juntas ou articulações, para as decorrentes de reumatismo, que dificultam o caminhar, e para enxaqueca

Preparar um xarope, com: dez folhas de abacateiro adulto (grande), bem verdes, sem manchas nem ferrugens, isto é, completamente perfeitas; três litros de água; três copos (americano) de açúcar mascavo; e uma colher (sopa) de fermento biológico seco (utilizado para fazer pão). Colocar as folhas em uma panela, acrescentar os três litros de água e tampar a panela. Deixar ferver por dez minutos. Depois, retirar as folhas, deixar amornar, acrescentar o açúcar e mexer lentamente. Transportar o conteúdo para um garrafão higienizado e opaco. Em seguida, adicionar o fermento e não mexer nem agitar o garrafão. Fechar com uma rolha e deixar em repouso por quinze dias. No décimo sexto dia, coar o conteúdo com um pano de algodão limpo e guardá-lo em garrafas de um litro bem higienizadas e opacas. Por fim, consumir todos os dias um cálice ou uma xícara (café) desse xarope, depois do almoço.

Para dores lombares, musculares, nas articulações, e para as decorrentes de artrose/artrite

Secar ao sol o caroço de um abacate que não tenha sido gelado, até sua película ficar bem seca, facilitando a remoção. Cortar o caroço em pequenos pedaços e bater bem no liquidificador (pulsar). Depois, colocar duas colheres (sopa) dessa farinha dentro de uma garrafa com 500 ml de vinagre natural de maçã. Deixar descansar fora da geladeira por 48 horas e, então, aplicar compressas sobre os locais em que se sente dor e massagear.

Outra opção é preparar a pasta de argila verde com algumas colheres esse conteúdo e aplicar sobre os locais em que se sente dor, deixando agir por sessenta minutos.

Abacaxi
(categoria: ácida)

Características

Por suas diversas variedades, e ainda em razão do solo em que foi cultivado, de seu estado de maturação, de irrigação, das condições climáticas etc., o abacaxi, que contém cerca de 88% de água, apresenta variações em seu teor de nutrientes e acidez. Grande parte de seus nutrientes está presente na polpa, que também possui ácidos que regulam as ações alcalinizantes do metabolismo orgânico. Contudo, há pessoas que, ao comer abacaxi, reclamam do surgimento de aftas, de problemas na língua, de azia, queimação etc., por causa dessa acidez. Para eliminá-la, cozinhar o abacaxi em pedaços numa panela a vapor, por cerca de trinta minutos, antes de consumi-lo. Pode-se também adicionar açúcar orgânico ou mel a essa preparação e fazer uma excelente geleia.

O abacaxi é rico em uma enzima chamada bromelina, semelhante à papaína, que facilita a digestão de quem tem insuficiência gástrica (hipocloridria). Além disso, ativa as células anti-inflamatórias e imunológicas; é diurético (evita acúmulo de líquidos), ajudando a deixar a "barriga chapada"; melhora a circulação sanguínea; previne diarreia e facilita a digestão de proteínas, pois possui alta porcentagem de celulose; combate a tosse e doenças do sistema respiratório, quando existe produção de catarro, como bronquite, pneumonia, gripe e sinusite, porque tem efeito expectorante. Ainda, em razão de seu poder antioxidante, tem função preventiva da doença de Alzheimer.

Contudo, o consumo de abacaxi não é aconselhável para pessoas que apresentam excesso de ácido clorídrico no estômago (hipercloridria), úlcera gastroduodenal ou gastrite.

Propriedades nutricionais

- Vitaminas: A-retinol, B1-tiamina, B2-riboflavina, B5-ácido pantotênico, C-ácido ascórbico.
- Sais minerais: potássio (320 mg), cálcio (20 mg), sódio (16 mg), fósforo (7 mg), ferro (1 mg), magnésio, iodo.
- 50 kcal.
- Ácidos cítrico (85%) e málico (15%).

Indicações terapêuticas
Para anemia

Centrifugar (mais recomendado), ou bater no liquidificador, uma fatia de abacaxi com um copo de água. Tomar esse suco uma a duas vezes ao dia, adoçado com melado de cana.

Para prevenir e combater celulite

Centrifugar (mais recomendado), ou bater no liquidificador, uma fatia de abacaxi, meia maçã de casca verde, uma cenoura média e um copo de água. Tomar sempre no período da manhã, isto é, entre 4 e 12 horas. Se preferir, coar.

Para problemas na próstata, cálculos renais e vesiculares, e reduzir inchaço e inflamação da artrite

Tomar de um a dois copos do suco de abacaxi verde, com a casca (centrifugado), ao dia. No caso de cálculos, também ingerir por dia uma colher (sopa) de azeite de oliva; em geral, eles são eliminados em quinze dias.

Para depressão, gripe, cansaço físico, para dilatar as artérias e aquecer o corpo

Tomar um copo de suco de abacaxi puro, duas a três vezes ao dia.

Para limpar os rins

Centrifugar três fatias de abacaxi e meio melão. Tomar lentamente o suco, o que vai limpar os rins de modo natural.

Para artrite e reumatismo

Centrifugar três fatias de abacaxi, oito cerejas e três amêndoas descascadas. Ingerir lentamente.

Para problemas respiratórios e hipotensão (pressão baixa)

Bater no liquidificador: duas fatias de abacaxi; seis a oito folhas de hortelã; um copo de água. Coar e, se preferir, adoçar com mel. Tomar um a dois copos por dia.

Para pneumonia, gripe, sinusite e tosse

Tomar diariamente suco de abacaxi adoçado com mel.

Para ação antibiótica e anestésica das vias digestivas

Tomar um suco de abacaxi com hortelã (que contém mentol, estimulante natural) sem adoçá-lo, pois assim também se torna pura clorofila líquida; no entanto, se preferir, adoçar com mel (exceto os hipotensos e diabéticos).

Para bronquite

Preparar um xarope cozinhando no vapor várias fatias (a quantidade desejada) de abacaxi maduro e descascado, por cerca de trinta minutos ou até a polpa do abacaxi desidratar. Em seguida, apagar o fogo, deixar o extrato esfriar e adicionar mel puro, na proporção de duas colheres (sopa) para meio litro do extrato de abacaxi. Mexer bem e colocar o conteúdo em um vidro esterilizado e opaco.

Um abacaxi médio produz aproximadamente meio litro de extrato.

Os adultos devem ingerir uma colher (sopa) do extrato três ou quatro vezes ao dia. Já as crianças, uma colher (chá) três ou quatro vezes ao dia.

Para a hidropisia (acúmulo anormal de líquido no tecido celular ou em uma cavidade do corpo)

Comer durante o dia várias fatias de abacaxi, mastigando bem. Outra opção é tomar dois a três copos de suco de abacaxi.

Para infecções na garganta

Centrifugar o abacaxi e fazer gargarejos com o suco puro. Tomar também o suco do abacaxi.

Para infecção urinária

Bater no liquidificador: uma fatia de abacaxi com miolo e casca; uma colher (sopa) de sementes de abóbora secas ao sol (sem sal); uma colher (sopa) de aveia em flocos; um copo de água. Em seguida, coar e adoçar com mel. Tomar um copo duas vezes ao dia.

Para regular taxas de triglicérides e para ajudar no emagrecimento e na compulsão por doces

Bater no liquidificador: uma fatia de abacaxi maduro, com miolo, com mais ou menos 2 cm de largura, e o suco de duas laranjas. Tomar um copo desse suco de manhã, em jejum, alimentando-se dez a quinze minutos depois.

Para o hipotireoidismo

Tomar diariamente um a dois copos de suco de abacaxi com quinze gotas de própolis (rico em iodo e em enzimas).

Para preparar um refrigerante natural de abacaxi

Centrifugar o abacaxi com a casca ou bater no liquidificador na proporção de 100 a 150 g da fruta para um copo de água, e depois coar.

Se preferir adoçar, utilizar mel (mais recomendado), ou rapadura ralada, ou melado de cana-de-açúcar, ou açúcar orgânico. Pode-se, ainda, adicionar limão ou laranja.

Para preparar uma geleia de abacaxi com hortelã

Bater no liquidificador três xícaras (chá) de polpa de abacaxi picado. Sem coar, colocar o suco dentro de uma panela e aquecer até o ponto de fervura. Adoçar com uma xícara e meia de açúcar orgânico ou rapadura ralada e acrescentar o suco de três limões, mexendo até o açúcar dissolver-se totalmente. Ferver até atingir o ponto de geleia (cerca de vinte minutos). Retirar do fogo, juntar ao conteúdo uma colher (sopa) de folhas de hortelã lavadas e picadas e, por fim, colocar em um vidro esterilizado e opaco.

Para emagrecer comendo abacaxi

Essa dieta deve ser feita somente por pessoas que estejam em perfeitas condições de saúde (ver *Observações*, a seguir).

Durante um dia por semana, utilizar somente o abacaxi para alimentar-se, da seguinte forma: ao sentir fome, comer abacaxi, inclusive com o miolo; ao sentir sede, beber o suco de abacaxi, sem adoçar. No fim do dia, é possível que tenham sido eliminados até dois quilos; porém, no dia seguinte, por causa da volta aos hábitos normais, recupera-se um quilo. Portanto, fazendo essa dieta uma vez por semana, serão eliminados por volta de quatro quilos em um mês. Entretanto, não fazê-la por mais de um dia por semana.

Observações:

- Pessoas com gastrite, úlcera, gota e reumatismo, ou que tenham propensão a aftas, ou ainda as hipersensíveis ao abacaxi, devem evitar essa dieta, pelo alto teor de ácido cítrico e málico que a fruta contém.
- Nas demais receitas, se preferir, adicionar aos sucos algumas folhas de salsa ou hortelã.
- No caso das receitas com laranja, se esta for do tipo lima-da-pérsia, também combate esteatose (gordura no fígado).

Abio
(categoria: ácida)

Características

O abio apresenta superfície amarela, polpa gelatinosa e, em geral, de cor gelo, com sabor às vezes doce. O seu fruto maduro ou verde tem um látex que coagula em contato com o ar e cola nos lábios.

Propriedades nutricionais

- Vitaminas: B1-tiamina, B2-riboflavina, B5-ácido pantotênico, C-ácido ascórbico.
- Sais minerais: cálcio, fósforo, ferro (este, em menor quantidade dentre os três).
- 62 kcal.

Indicações terapêuticas
Para pneumonia, bronquite, anemia, desnutrição e convalescença

Comer o fruto ao natural.

Abricó

(categoria: semiácida)

Características

Também chamada de abricó-do-pará, abricó-selvagem, abricó-de-são-domingos, no Brasil essa fruta é encontrada na região Norte, principalmente no estado do Pará.

O fruto tem o tamanho de uma laranja e sua polpa é da cor da abóbora, bastante carnuda e muito amarga, possuindo uma única semente. Das suas sementes se extrai um azeite que, aplicado no couro cabeludo, evita a queda de cabelos.

O abricó tem larga aplicação na medicina popular, especialmente no tratamento de cálculos renais, gota, ácido úrico, arteriosclerose (endurecimento das paredes das artérias) e a todo tipo de tumor. Além disso, fortalece os dentes, prevenindo a piorreia, e combate a hipertensão arterial e a deficiência das vitaminas B1-tiamina e C-ácido ascórbico, por concentrar alto teor delas. As folhas do abricoteiro, quando utilizadas no preparo de chás, combatem os estados febris.

Propriedades nutricionais

- Vitaminas: A-retinol, B1-tiamina, B2-riboflavina, B5-ácido pantotênico e C-ácido ascórbico.
- Sais minerais: ferro, fósforo, magnésio, cálcio, cobre.
- 53 kcal.

Indicações terapêuticas

Para cálculos biliares, arteriosclerose, hipertensão arterial

Comer a fruta, ao natural, várias vezes ao dia.

Para ácido úrico (hiperuricemia)

Comer a fruta, ao natural, várias vezes ao dia.

Para gota, hipertensão, piorreia, tumores em geral

Comer a fruta ao natural, três a cinco vezes ao dia, ou tomar seu suco, dois a três copos por dia.

Acerola
(categoria: ácida)

Características

Comparada à laranja – considerando 100 g, o equivalente a nove unidades de acerola e uma unidade de laranja –, a acerola possui uma quantidade bem superior de vitamina C, respectivamente de 54 mg e 1.800 mg, ainda que a acerola tenha uma perda acentuada da vitamina assim que se desprende do pé. O mesmo vale para seu suco, que deve ser ingerido imediatamente, pois a vitamina C se dissipa bem rápido.

Já em relação à vitamina A, a acerola contém 80 microgramas, enquanto a laranja, 20 microgramas.

Propriedades nutricionais

- Vitaminas: A-retinol (grande quantidade), B1-tiamina, B2-riboflavina, B3-niacina, B5-ácido pantotênico, B6-piridoxina, C-ácido ascórbico (grande quantidade).
- Sais minerais: fósforo, cálcio, magnésio, ferro, potássio, flúor.

- 32 kcal.
- Rica em mucilagens (hidratantes naturais dos vasos capilares), em carboidratos (7%), em proteínas e em ácido málico.

Indicações terapêuticas

O consumo diário de 400 a 600 g de acerola ao natural, ou de seu suco, em torno de três a cinco copos, sendo um em jejum, é arma poderosa no combate a enfermidades como: gripes, resfriados, reumatismo, diabetes, estresse, hemorragias, tuberculose, distúrbios hepáticos, hipotireoidismo, problemas pulmonares e celulite. Além disso, é bastante utilizada pela medicina natural para os que sofrem de doenças degenerativas.

Para rubéola e rosácea

Tomar diariamente dois a três copos do suco de acerola diariamente.

Para anemia

Tomar diariamente três copos do suco de acerola, adoçado com melado de cana.

Para ação anticoagulante

Ingerir acerola em cápsulas ou três a cinco copos de suco por dia.

Para fortalecer e ativar as defesas do organismo

Bater no liquidificador 100 g de polpa de acerola com um copo de água. Depois, adicionar uma a duas gotas de própolis para cada quilo do peso de quem vai tomar o suco. Tomá-lo no período da manhã ou à tarde.

Essa composição também retarda o envelhecimento, combate o câncer e acelera a regeneração dos tecidos, até mesmo no caso de queimaduras.

Para problemas respiratórios (bronquite, gripe, enfisema pulmonar, pneumonia e tuberculose)

Bater no liquidificador: dez frutos de acerola; uma gota de óleo de copaíba para cada dez quilos de quem vai tomar o suco; e um copo de água.

> *Observação:*
> No caso de enfisema pulmonar, aplicar também diariamente argila verde nas costas do doente e deixar agir por cerca de noventa minutos. A argila deve ser preparada com o chá morno da planta cipó-mil-homens.

Açaí
(categoria: doce)

Características

Os frutos do açaí possuem propriedades nutricionais fundamentais à saúde, como óleos essenciais, ácidos orgânicos, proteínas, fibras, pigmentos etc., e alto teor de substâncias antioxidantes, responsáveis por reduzir os riscos de câncer, de doenças degenerativas e o envelhecimento precoce.

O índice ORAC (*Oxygen Radical Absorbance Capacity*, ou seja, "capacidade de absorção dos radicais oxidantes"), que é um método de quantificação da capacidade antidegenerativa dos alimentos, revela, por meio de uma imensa variedade de amostras, que as maiores notas são obtidas por frutas, legumes e especiarias. E o açaí, por ser extraordinariamente rico em antioxidantes, tem um índice ORAC muito superior a qualquer outra fruta oficialmente testada; por isso, é considerada a fruta mais poderosa do planeta, com ORAC de 102.700 por 100 g, enquanto a cultuada goji berry aparece em segundo lugar, com ORAC de 25.300 por 100 g de produto.

O açaí também contém taninos (como as epicatequinas) e ácido elágico, que, acredita-se, restauram a capacidade das micróglias – células que protegem o sistema nervoso e o cérebro contra degenerações – de bloquear a ação de uma proteína que inibe o mecanismo de operação dessa "limpeza" cerebral. Portanto, é tido como o melhor e mais completo alimento antienvelhecimento.

Outros benefícios desse fruto: é um tônico cardioprotetor; ajuda no funcionamento do aparelho circulatório, digestivo e intestinal; regula as taxas de colesterol; tem ação anti-inflamatória; protege a pele da ação dos raios solares; promove a saúde ocular; pode ajudar na prevenção da doença de Alzheimer; e é um energético por excelência, motivo pelo qual é preferido por praticantes de atividades que demandam muita energia.

A importância do açaí para melhoria da qualidade do leite materno

Todos sabemos que o leite materno nunca deve ser substituído por outro alimento, pois nenhum outro neste mundo contém os mais de duzentos tipos de açúcares contidos nele. Esses açúcares, depois de digeridos e assimilados facilmente pelo bebê, tornam-se indispensáveis a sua saúde e à formação de seu sistema imunológico. Acredita-se que têm como principal função alimentar as bactérias que colonizam o intestino do bebê, que nasce sem esses microrganismos determinantes para manter boa parte de sua saúde futura.

O primeiro mês de amamentação é o mais importante, uma vez que nesse período é formado e desenvolvido todo o sistema imunológico do bebê, praticamente se completando quando a criança atinge um ano de idade. A quantidade de anticorpos contidos no leite materno também é muito maior nos primeiros meses; depois, quando a criança já começa a construir as próprias defesas, a porcentagem de anticorpos da mãe contidos no leite cai em torno de 90%.

Outros benefícios proporcionados pelo leite materno é que ele reduz a mortalidade infantil, as infecções, o diabetes e os problemas respiratórios (pode evitar a bronquite); tem largo efeito na formação óssea e está relacionado a um risco menor de obesidade. Além disso, contém hormônios indispensáveis ao aperfeiçoamento e à definição da parte sexual do bebê. Lembre-se também de que a saúde da mãe também é beneficiada, já que a lactância a protege do câncer de mama.

A OMS (Organização Mundial da Saúde) recomenda que o bebê seja alimentado com leite materno de seis meses a um ano, podendo se estender até os dois anos de idade.

Portanto, caso se queira substituir o leite materno por uma fórmula artificial, isso é impossível, pela sua complexidade e pela inviabilidade econômica, uma vez que ficaria tão dispendioso que ninguém ousaria realizá-lo.

Entretanto, há alguns alimentos, como o açaí, que melhoram a qualidade do leite materno e podem aumentar a sua produção. Vamos detalhar alguns deles:

- Açaí: está em primeiro lugar dentre as frutas mais energéticas que ajudam a se ter uma boa nutrição; isto porque é rico em sais minerais como ferro, cálcio, magnésio, em vitaminas como B9-ácido fólico. Possui também fibras e, principalmente, gorduras "do bem" (monoinsaturadas).
- Castanhas: são fundamentais por serem fontes de gorduras "do bem", as quais contribuem para o equilíbrio metabólico e a melhoria da qualidade do leite materno. Exemplos dessas castanhas são castanha-de-caju (sem sal); amêndoas (sem sal); castanha-do-brasil/pará, nozes, entre outras.
- Gergelim preto: rico em sais minerais e hormônios naturais, aumenta e melhora a qualidade do leite materno. Pode-se comer uma a duas colheres (sopa) de gergelim ao dia, adicionando-o a sucos ou vitaminas.

Como consumir o açaí

Ao contrário do que se imagina, o açaí não engorda e, em cada 100 g, possui 5 g de gordura "boa", na maior parte Ômega-9 (monoinsaturada), também presente no azeite e no abacate. Contudo, o que transforma o açaí em uma verdadeira bomba calórica é o que se adiciona a ele, como, por exemplo, xarope de guaraná (puro açúcar!), granola, leite condensado, leite em pó etc.

Sendo assim, o ideal é comprar a polpa pura congelada e acrescentar no suco matinal. Ele combina com tudo: no suco de laranja com couve, no suco de abacaxi com hortelã, na água de coco batida com banana e gengibre. Se quiser comer o açaí, então o adoce com mel e acrescente a fruta de sua preferência: banana, kiwi, morango, maçã, manga etc. Outra opção interessante é comprar a polpa liofilizada (desidratada) e acrescentar uma colher (sopa) nos sucos.

Quantidade recomendada

O açaí pode ser consumido diariamente, desde que não seja junto com acompanhamentos ultracalóricos. Nas regiões produtoras, inclusive, chega-se a ingerir até um litro diário do produto – base da alimentação local –, com farinha. Contudo, para não enjoar e também para alternar com outros alimentos saudáveis, recomenda-se consumi-lo duas a três vezes por semana. Não há nenhuma contraindicação, exceto se a pessoa possuir alguma sensibilidade particular.

Propriedades nutricionais

- Vitaminas: A-retinol, B1-tiamina, B2-riboflavina, B5-ácido pantotênico, B9-ácido fólico, C-ácido ascórbico, E-tocoferol, D3-colecalciferol (traços) e K-naftoquinonas.
- Sais minerais: potássio, cálcio, magnésio, boro, cobre, manganês, ferro, fósforo e sódio.
- 70 kcal.
- Fibras (4 g), enzimas, polifenóis flavonoides (resveratrol, antocianinas, ácido ferúlico, delfinidina, petunidina), ácidos graxos (Ômega 9-oleico).

Indicações terapêuticas

Para fortalecer a visão

Bater no liquidificador: 100 g de polpa de açaí; uma colher (sopa) de semente de linhaça; um copo de água. Tomar diariamente, no período da manhã.

Para aumentar a energia

Bater no liquidificador: 100 g de polpa de açaí; uma banana; uma colher (chá) de guaraná em pó; uma colher (sopa) de aveia; um copo de água. Tomar no período da manhã.

Para anemia ferropriva (por carência do mineral ferro)

Bater no liquidificador: 100 g de polpa de açaí; uma colher (sopa) de uva-passa preta; uma colher (sopa) de melado de cana; um copo de água. Tomar um a dois copos diariamente.

Para osteoporose

Bater no liquidificador: 100 g de açaí (na falta do fruto, utilizar a polpa congelada); 10 g de amêndoas (preferencialmente cruas); um copo de água. Se preferir, adoçar com mel. Tomar duas vezes ao dia.

Observações:
- Como prevenção e até para quem já tem osteoporose, é essencial preparar toda a alimentação no sistema de cozimento a vapor, principalmente os legumes, e em hipótese alguma no sistema convencional, no qual são misturados com água e, por serem hidrossolúveis, perdem todas as vitaminas e a maior parte dos minerais.
- A vitamina D é imprescindível no combate à osteoporose. Ela é sintetizada pelo próprio organismo após o estímulo dos raios ultravioleta. Esse nutriente no corpo aumenta a absorção de cálcio. Portanto, tomar banho de sol diariamente por cerca de quinze minutos é fundamental.
- Cuidado com o uso de hormônios sintéticos e de anticoncepcionais por muito tempo, pois causam perda de minerais e dificultam a fixação deles no organismo.
- Exagerar no consumo de proteínas acelera a excreção de cálcio pela urina.

- A substância cafeína presente no café, no chá preto e nos refrigerantes do tipo cola está associada ao aumento do risco de fraturas, se consumida em demasia. No caso do café, porém, quem toma até quatro xícaras por dia não corre tal risco.
- Cuide bem do seu esqueleto! Comidas salgadas são prejudiciais; em excesso, são responsáveis por desmineralização óssea e hipertensão.
- As frituras também contribuem para a desmineralização óssea. Lembre-se: ninguém nasce com osteoporose; ela pode ser adquirida no decorrer da vida, em razão de uma alimentação inadequada.
- É muito importante alimentar-se corretamente desde cedo, ainda quando se é jovem, para assim garantir, na maturidade, ossos fortes e, evidentemente, a saúde.

Para menopausa, falta de libido (homens e mulheres), e fortalecimento do organismo

Bater no liquidificador: 100 g de polpa de açaí; uma colher (chá) da planta maca em pó; uma banana; uma a duas colheres (sopa) de aveia; e/ou um copo de água. Se preferir adoçar, utilizar mel.

Diabéticos, hipertensos e pessoas com problemas coronários não devem consumir essa vitamina.

Composto antioxidante e antienvelhecimento

Bater no liquidificador: 100 g de polpa de açaí; uma colher (sopa) de amêndoas cruas (sem sal e cruas); uma colher (sopa) de semente de linhaça marrom; uma colher (sopa) de uva-passa preta; uma colher (sopa) de aveia; um copo de iogurte natural ou coalhada.

Ameixa
(categoria: semiácida)

Características

Há quatro variedades de ameixa mais conhecidas: amarela, branca, vermelha e preta.

A ameixa fresca irriga o cérebro e melhora os sintomas da hipocondria (preocupação compulsiva sobre o próprio estado de saúde). Já a seca, aumenta a capacidade energética, porque passa a conter 50% de açúcares.

Quando ingerida ao natural, como alimento, suas substâncias auxiliam na prevenção e no combate de males como hemorroidas, artrite, gota, reumatismo e nefrite, no controle das taxas de colesterol, além de serem laxantes, anti-inflamatórias, diuréticas, depurativas, alcalinizantes e desintoxicantes.

Propriedades nutricionais

- Vitaminas: A-retinol, B1-tiamina, B2-riboflavina, B5-ácido pantotênico, C-ácido ascórbico.
- Sais minerais: potássio (205 mg), fósforo, cálcio, sódio, magnésio, silício, ferro.

- Ameixas amarela, branca, vermelha e preta: respectivamente, 89, 64, 53 e 42 kcal.
- Fibras (pectina), hormônios femininos, carboidratos, proteínas, gorduras.

Indicações terapêuticas

Para ácido úrico

Tomar dois a três copos por dia de suco de ameixa.

Para anemia ferropriva (por carência do mineral ferro)

Comer ameixa seca com melaço de cana.

Para bronquite

Cozinhar ameixas frescas no vapor por trinta minutos, em quantidade suficiente para formar, no mínimo, meio litro de calda. Deixá-la esfriar e, em seguida, adicionar duas a três colheres (sopa) de mel e trinta a quarenta gotas de própolis. Adultos devem ingerir uma colher (sopa) a cada três horas; já crianças, uma colher (chá) a cada três ou quatro horas.

Para debilidade do cérebro e perda de memória

Bater no liquidificador: três ameixas-pretas frescas; uma colher (sopa) de sementes de abóbora secas ao sol e sem sal; uma castanha-do-brasil; um copo de iogurte natural ou água. Adoçar com mel e tomar um a três copos por dia, sendo o primeiro pela manhã, em jejum. Alimentar-se trinta minutos depois.

Inflamações urinárias

Consumir ameixas-pretas com frequência.

Amêndoa
(categoria: oleaginosa)

Características

Dentre as castanhas, é provável que, nutricionalmente, a amêndoa seja a mais completa.

Rica em vitaminas e nutrientes, é muito apreciada nas dietas por facilitar a formação de massa magra – e quanto mais massa magra, maior a queima de gordura – e evitar o estoque das células gordurosas, o que promove a perda de peso. Além disso, estimula a produção do leite materno e regula as taxas de colesterol e triglicérides.

A amêndoa também é indicada para diabéticos, pois, conforme a medicina ayurveda, quando ingerida momentos antes das refeições, diminui as taxas de glicemia e insulina no organismo; ainda, contém magnésio, que regula o açúcar no sangue, é rica em fibras, afastando a fome por mais tempo, e é pobre em carboidratos.

Recomenda-se ingerir uma colher de amêndoas (sopa) diariamente, mastigando-as bem, ou tomar o leite de amêndoa. Contudo, seu consumo é contraindicado para portadores de cálculos biliares.

Observações:
O leite de amêndoa contém: 21% de proteínas, 53% de lipídios, 17% de carboidratos, 3% de sais minerais, ácidos insaturados e vitamina E, que contribuem para reduzir o colesterol, e também é rico em cálcio, vitamina C e em proteínas bastante completas, contendo a maioria dos aminoácidos necessários à vida.

Além de todos esses benefícios, favorece a produção e melhora a qualidade do leite materno, é um ótimo alimento para a prevenção da osteoporose e não possui lactose nem é indigesto.

Propriedades nutricionais

- Vitaminas: A-retinol, B1-tiamina, B2-riboflavina, B5-ácido pantotênico, B7-biotina.
- Sais minerais: potássio (458 mg), cálcio (255 mg), enxofre (160 mg), cloro (38 mg), sódio (25 mg), magnésio (23 mg), ferro (5 mg), zinco, selênio.
- 578 kcal.
- Aminoácidos (lisina e arginina), ácidos graxos (Ômega 3-linoleico), proteínas (em quantidade semelhante às da carne bovina).

Indicações terapêuticas
Para anemia

Bater no liquidificador: 100 g de polpa de açaí; três a cinco amêndoas; uma colher (sopa) de melado de cana; um copo de água. Tomar duas a três vezes ao dia, sempre em espaços regulares.

Para asma, azia (pirose), bronquite, convulsões, diurese e pneumonia

Tomar dois copos de leite de amêndoa por dia.

Para prevenir convulsões

Triturar 30 g de amêndoas e misturar com meio litro de água. Ferver por cinco minutos. Adultos devem tomar quatro xícaras (chá) por dia; já crianças, três vezes por dia.

Como fazer leite de amêndoa

Bater no liquidificador: 50 g de amêndoas com 500 ml de água. Se preferir, adoçar com mel.

Para hidratação da pele e dos cabelos

O óleo de amêndoas, além de desinflamar e acalmar as irritações cutâneas, hidrata e amacia todos os tipos de pele, prevenindo rugas e estrias. Para isso, aplicar o óleo diretamente nos locais com problemas.

Já nos cabelos, aplicar o óleo de amêndoas nos cabelos sujos e secos, do comprimento até as pontas, mecha por mecha, inclusive no couro cabeludo. Deixar por aproximadamente trinta minutos. Em seguida, lavar com xampu e condicionador normalmente.

Curiosidade:

Qual o significado de dar amêndoas aos convidados na cerimônia de casamento? Esse costume representa o desejo de oferecer bons sentimentos aos que compartilham da alegria dos noivos, como também significa longa vida sexual a eles.

Pela tradição, os noivos devem distribuir pessoalmente a cada convidado cinco amêndoas dentro de um saquinho, simbolizando: *saúde, vida longa, fecundidade, felicidade e riqueza*. O número ímpar de amêndoas, por ser indivisível, significa que os recém-casados dividirão tudo e permanecerão inseparáveis.

Pode-se também colocar em cada saquinho um pequeno papel contando por que se está oferecendo as amêndoas, ou expor a mensagem em um local em que as pessoas possam lê-la. Com certeza, os convidados irão adorar o significado desta lembrança.

Amendoim
(categoria: oleaginosa)

Características

Originário de uma planta encontrada na América do Sul, estudos indicam que o amendoim foi descoberto inicialmente nos vales dos rios Paraná e Paraguai. As primeiras descrições do seu uso revelam que os índios brasileiros foram os primeiros a consumi-lo. E o Brasil possui oitenta espécies de amendoim.

No século XVIII, foi introduzido na Europa e, no século XIX, difundiu-se do Brasil para a África e do Peru para a China, Japão, Filipinas e Índia.

Pesquisas preliminares realizadas pela Embrapa (Empresa Brasileira de Pesquisa Agropecuária), e que agora estão sendo desenvolvidas com mais profundidade nos Estados Unidos, revelam que o óleo de amendoim é superior ao azeite de oliva, possui proteínas melhores do que as da carne, e, como alimento, talvez até seja superior e mais importante que a soja.

Independentemente disso, já se sabe que o consumo de amendoim acelera o metabolismo orgânico em mais de 10%, é um poderoso aliado na prevenção e no combate a doenças cardiovasculares e sua perfeita combinação de gorduras, fibras e proteínas de sua composição ajudam na sensação prolongada de saciedade, levando a menor consumo de guloseimas. Comer 30 g de amendoim garante uma saciedade de até duas horas. Outra forma saudável de consumi-lo é como manteiga/pasta de amendoim.

Contudo, aconselha-se a não ingerir mais de 20 a 30 g de amendoins por dia, e mastigá-los bem, certificando-se de que estejam frescos, sem aspecto murcho, flácido ou deteriorado. Isso porque, quando mal armazenados, são infectados por um tipo de fungo chamado *aspergillus flavus*, que, quando ingerido, pode causar dores de cabeça, febre e náuseas, além de ser um dos responsáveis pela multiplicação do fungo *Candida albicans* na região genital feminina, ocasionando a candidíase, e por produzir uma das substâncias mais carcinogênicas conhecidas da ciência, a aflatoxina, que pode causar câncer no fígado.

Propriedades nutricionais

- ◆ Vitaminas: B1-tiamina, B2-riboflavina, B3-niacina, B9-ácido fólico e E-tocoferol, que previne câncer, doenças autoimunes e o diabetes.
- ◆ Sais minerais: magnésio, cálcio, zinco, potássio, ferro, cobre, fósforo, manganês, selênio, molibdênio.
- ◆ 567 kcal.

- Proteínas (25%), fibras (pectina), ácidos graxos (Ômega 3-linoleico, Ômega 6-linolênico e Ômega 9-oleico), polifenóis flavonoides (resveratrol – antioxidante presente na casca).

Indicações terapêuticas
Como fazer pasta ou manteiga de amendoim

Assar no forno a quantidade de amendoim desejada, até que a casca comece a se desprender. Espere esfriar e esfregue os amendoins nas mãos para que termine de soltar todas as peles. Em seguida, bater no processador até que se transforme em farinha. Reserve duas xícaras dessa farinha de amendoim e junte duas colheres (sopa) de açúcar orgânico e meia colher (café) de sal. Processe novamente até formar uma mistura homogênea, pastosa e úmida. Se perceber que a pasta está grudando no fundo do processador, desligue-o, mexa com uma colher e torne a ligá-lo. Se desejar uma substância mais pastosa e quiser acelerar o processo, adicione de uma a duas colheres (café) de óleo.

Curiosidade:
Apesar de muito gostosa, a paçoca (doce muito popular no Brasil), não é a maneira mais saudável de comer amendoim, porque, além de conter muito açúcar e sal, quando seus grãos são processados, perdem totalmente as fibras.

Amora
(categoria: ácida)

Características

Existem mais de 120 espécies nativas de amora, que se dividem em três tipos: preta, branca e selvagem. Os seus frutos são doces, muito saborosos e agradam animais e pessoas. Com tantas qualidades, que se manifestam em seus frutos e folhas, a verdade é que a amoreira ainda não tem o prestígio de uma planta terapêutica. Entretanto, todos os seus produtos (folhas, frutas, raiz e casca) são calmantes, diuréticos e hipotensores (regulam a pressão arterial), e seus frutos e folhas contêm estrogênio, proteínas, óleos essenciais e ácidos. Contudo, para usufruir de seus benefícios, recomenda-se o consumo de 50 a 100 g diárias de seu produto.

Amora-preta

Com flores amarelas e frutos negros quando maduros, essa fruta é rica em resveratrol, antocianinas, quercetina e pectina, quarteto capaz de deixar qualquer especialista em medicina natural boquiaberto e se perguntando: como pode uma fruta possuir estas quatro substâncias tão importantes à saúde? É verdade! Só mesmo a natureza é capaz de nos contemplar com tal riqueza, ao reunir em um único alimento essas propriedades medicinais essenciais (ver as qualidades de cada uma delas na Introdução). Remédios semelhantes? Esqueça, não existe!

Observações:
• Quando ouvir falar que vinho faz bem ao coração, lembre-se: o álcool nunca fez bem ao coração nem jamais fará. Na verdade, são as antocianinas e o resveratrol presentes nas uvas que realmente protegem nosso coração. Portanto, ao comer uvas de tonalidade preta ou roxa, ou amora-preta, ou, ainda extrair o respectivo extrato delas por meio do sistema de cozimento a vapor, aí verdadeiramente se está consumindo algo totalmente natural e que exerce, sim, o poder de proteger o coração e evitar a propagação de enfermidades relacionadas a ele.
• Também chamo a atenção para o seguinte: você já percebeu que a maçã só apodrece de dentro para fora? É que sua casca está impregnada de pectina, fibra solúvel que impede sua oxidação e, no organismo humano, regula a quantidade de radicais livres, responsáveis pelo envelhecimento precoce e pelo desenvolvimento de alguns tipos de câncer.

Amora-branca

Encontrada em abundância na região central da Ásia, possui frutos avermelhados, ricos em fibras e proteínas. Suas folhas servem de principal alimento ao bicho-da-seda e, como chá, fortalecem o sistema imunológico, combatem doenças cardiovasculares, são cicatrizantes e eliminam a queimação no estômago e os sintomas da menopausa.

Propriedades nutricionais

- Vitaminas: A-retinol, B1-tiamina, B2-riboflavina, B5-ácido pantotênico, B6-piridoxina, C-ácido ascórbico, E-tocoferol.
- Sais minerais: potássio, fósforo, cálcio, magnésio, manganês, ferro, cobre, sódio.
- 43 kcal.
- Proteínas e ácidos graxos essenciais (amora-preta): Ômega 3-linoleico e Ômega 6-linolênico.
- Folhas: fibras (pectina), tanino, ácido lático, ácido gálico, resinas e elementos de pigmentação.

Indicações terapêuticas
Para o diabetes

Preparar uma infusão com as folhas da amoreira e tomar duas a três xícaras por dia.

Para reumatismo, gota, artrite, fibromialgia, anemia, falta de apetite, úlceras no estômago e para aumentar o colesterol bom (HDL)

Recomenda-se tomar dois a três copos de suco de amora por dia, sem nunca adoçá-lo com açúcar, porque essa combinação causa fermentações indigestas.

Para afecções da garganta e da língua, rouquidão, inflamação das cordas vocais e das gengivas

Tomar o suco de amora morno, adoçado com mel.

Para aftas

Fazer bochechos com o suco de amora morno, com algumas gotas de própolis.

Para diurese

Preparar uma infusão com uma a duas xícaras (chá) de folhas e flores da amoreira.

Para hipertensão

Preparar uma infusão com duas a três xícaras (chá) de folhas de amoreira para uma xícara de água fervente.

Para tosse e inflamação da garganta

Produzir um xarope esmagando bem as amoras (de preferência pretas), recolher o suco em um recipiente de vidro e adicionar açúcar orgânico (duas xícaras de chá para cada xícara de suco). Aquecer em fogo baixo até que adquira consistência de xarope. Deixar esfriar, depois guardar em um vidro esterilizado. Fechar bem e conservar em local fresco e escuro.

Para tosse, ingerir uma colher (chá) do xarope diluído em uma xícara de água morna. Para garganta inflamada, diluir duas colheres (chá) do xarope na mesma medida de água morna e fazer gargarejos.

Para inflamações da boca

Espremer bem um punhado de amoras e, em seguida, diluir o suco em um pouco de água mineral e fazer bochechos várias vezes ao dia.

Para hemorroidas

Preparar uma infusão bem forte com as folhas da amoreira e fazer escalda-pés.

Outra opção é aplicar essa infusão gelada sobre as hemorroidas.

Para queimação no estômago

Preparar uma infusão com as folhas da amoreira e tomar duas a três xícaras por dia.

Para aliviar dores de dente

Cozinhar 40 g de raiz de amoreira em meio litro de água. Ferver até o líquido reduzir-se pela metade. Depois amornar, coar e fazer bochechos.

Para amenizar ondas de calor provocadas pela menopausa (fogacho)

Durante a menopausa, a mulher sente ondas de calor que a deixam, às vezes, depressiva e irritada. E o chá das folhas da amoreira tem contribuído bastante para amenizar o problema. Para isso, preparar uma infusão com uma colher (chá) de folhas da amoreira para uma xícara de água fervente, na temperatura de 35 a 40 graus. Tomar uma a três xícaras desse chá por dia. Melhor ainda é o extrato líquido da amora, do qual se aproveita todos os princípios ativos.

Para ajudar na ativação dos neurônios, na assimilação de novas informações e no aprendizado

À medida que se envelhece, torna-se mais difícil aprender coisas novas. É um processo natural. Para processar novas informações, as células do cérebro necessitam conectar-se; porém, quanto mais velhas ficam, mais inflamam e mais difícil se torna essa conexão.

Alimentos ricos em polifenóis (antioxidantes), como, por exemplo, amora-preta, ameixa, feijão preto, cravo-da-índia, diminuem essa inflamação e estimulam a comunicação entre os neurônios; dessa forma, melhoram a capacidade de absorver novas informações e de aprender. Então, recomenda-se ingerir com frequência os frutos da amora ao natural ou seu suco (se preferir, adoçá-lo com mel).

Avelã
(categoria: oleaginosa)

Características

Rica em gordura monoinsaturada, a avelã é "amiga" do coração e também uma fonte natural de vitamina E, a qual protege as células e fibras do corpo humano.

É a única castanha do planeta que contém em sua composição o mineral vanádio, indicado para controle do diabetes – em virtude de sua ação similar à insulina – e das taxas de colesterol. Além disso, é excelente para a formação dos tecidos, promove ganho de massa muscular e de força e previne enfermidades ligadas ao sistema urinário. Também, por conter alta quantidade de vitamina B1 e fósforo, é excelente contra lapsos de memória.

Nutricionalmente, além dos grãos, obtém-se da avelã um leite de qualidade excepcional e manteiga/pasta. Contudo, por seu alto valor calórico, em excesso, provoca aumento de peso. Então, quinze a vinte avelãs por dia equivalem a uma refeição, pelo seu alto teor de proteínas e gorduras "do bem" (monoinsaturadas), as quais, mesmo quando aquecidas, não perdem suas qualidades benéficas. E deve-se mastigá-las bastante, para facilitar a digestão; por isso, o melhor é triturá-las.

Propriedades nutricionais

- Vitaminas: A-retinol, B1-tiamina, B2-riboflavina, B7-biotina (ou H), B9-ácido fólico, C-ácido ascórbico.
- Sais minerais: cálcio (249 mg), potássio, magnésio, zinco, ferro, fósforo e vanádio.
- 627 kcal.
- Proteínas (17%), lipídios (60%), carboidratos (14%), fibras.

Indicações terapêuticas

Para renovar a força, revitalizar e remineralizar o organismo

Bater no liquidificador: 10 g de avelãs; uma colher (sopa) de pólen de abelhas; uma colher (sopa) de mel; um copo de água. Tomar sempre no período da manhã, uma vez por dia.

Para aumentar a libido

Bater no liquidificador: 10 g de avelãs; uma colher de chá de *Tribulus terrestris* em pó; uma colher (sopa) de aveia; um copo de água. Tomar duas vezes ao dia.

> *Observação:*
> Homens com problemas na próstata e pessoas hipertensas não devem utilizar essa receita.

Como preparar o leite de avelã

Bater no liquidificador: 100 a 150 g de avelãs com 500 ml de água. Se preferir, adoçar com mel.

Banana
(categoria: doce)

Características

Em todo o mundo existem aproximadamente mil tipos de banana, com formatos e tamanhos diferentes. Com baixos teores de gordura, colesterol e sódio, todos os tipos são bem semelhantes com relação às propriedades nutricionais, apesar de apresentarem diferenças em aspectos como aroma, sabor, textura e valor calórico.

No Brasil, as mais conhecidas são nanica, prata, maçã, ouro e da terra. O brasileiro consome em média 20 kg de banana por ano e, no mundo, é a segunda fruta mais consumida, perdendo apenas para a laranja. Pena que a maioria das pessoas não sabe como consumi-la para usufruir, de fato, de todos os seus benefícios nutricionais e medicinais.

A banana verde é rica em amido e em amido resistente, o qual, quando amadurece, se transforma em açúcar. Por isso, é 50% composta de carboidratos, com baixos níveis de proteínas e gorduras. Os açúcares da banana, frutose, glicose e sacarose, quando combinados com suas fibras, transformam-se em energia para o corpo.

Um aminoácido presente na banana, o triptofano, no organismo humano transforma-se no hormônio serotonina, responsável por provocar alegria, bem-estar e bom humor. Por isso, a banana é considerada um potente e eficaz antidepressivo natural, desde que usada de maneira correta, ou seja, ingerindo a biomassa da banana verde ou, simplesmente, 100 g de banana, que contêm 18 mg de triptofano. Entretanto, para que essa transformação se realize (triptofano → serotonina) é necessária a presença, no intestino, das vitaminas B3-niacina, B6-piridoxina, B9-ácido fólico (ou metilfolato), encontradas na banana, e também de lactobacilos naturais vivos, presentes no queijo *cottage*, no picles, nas azeitonas verdes, no chucrute, no missô (pasta de soja) etc.

> *Observação:*
> Embora muito se fale da existência de lactobacilos em fermentados como iogurte, coalhada, kombuchá e kefir, a verdade é que pesquisas científicas realizadas até hoje não confirmam essa informação.

Entenda também que a falta do hormônio serotonina está intrinsecamente ligada à ansiedade, depressão, insônia, bipolaridade, compulsão alimentar e síndrome do pânico (pesquisas indicam que, em pessoas que desenvolveram especificamente este transtorno, o nível de serotonina no organismo delas estava praticamente zerado).

Outra enzima importante presente nas bananas é o bacilo acidófilo, que combate enfermidades intestinais. Preste atenção nesta informação: os resíduos alimentares, enquanto estão no intestino grosso aguardando sua eliminação, desenvolvem processos degenerativos no nosso organismo, causando diversos tipos de doenças. Sendo assim, comer bananas frescas ou cozidas no sistema a vapor (com casca, por cerca de dez minutos; depois, descascá-las e comê-las quando ainda estiverem mornas) é de vital importância, pois, em poucos dias, evitam tal situação.

Essa enzima é tão potente que, caso se interrompa a ingestão de bananas hoje, sua ação permanece por cerca de três dias. Quando comemos bananas bem maduras, todo o amido já se converteu em açúcar, o que a torna mais assimilável; e sempre ingeri-las uma hora antes das refeições ou duas horas depois.

Outra qualidade dessa fruta é que possui fácil digestão e é indicada em casos de acidez e úlcera do estômago, bem como para certas afecções do coração ou dos rins. Na verdade, a banana age como uma esponja no sistema digestivo, limpando e absorvendo os resíduos ali contidos. Contudo, para muitas pessoas, é indigesta, por causa da presença do acetato de amila e do tanino em seus fiapos; porém, quando cozida no sistema a vapor, essas substâncias são eliminadas e os nutrientes, preservados, não causando mais azia, peso no estômago, insônia etc.

A banana também equilibra o pH do organismo, sendo recomendada em casos de gastrite, na prevenção de úlceras, diarreias, e na regulação dos processos digestivos. Além disso, fortalece os vasos sanguíneos, equilibra as funções do fígado, dos rins e do sistema nervoso, ajuda a aliviar a síndrome pré-menstrual e protege o coração. É eficiente, ainda, no combate às doenças das vias respiratórias, como tuberculose, asma e pneumonia, principalmente quando é cozida a vapor, potencializando seus benefícios.

E não se pode esquecer que é uma grande fonte de potássio: uma banana média fornece cerca de um terço das necessidades diárias recomendadas desse mineral (a banana-nanica tem maior concentração de potássio que as demais). Sendo assim, é benéfica aos hipertensos e aos praticantes de esportes, prevenindo problemas como cãibras e contrações musculares, além de ser um anabolizante natural. Portanto, indica-se a ingestão de uma banana trinta a quarenta e cinco minutos antes e depois das atividades esportivas. Esse hábito repõe o potássio que é facilmente perdido nas simples ações cotidianas, como piscar os olhos e permanecer de pé.

Observação:
A polpa branca da banana é saborosa e um excelente alimento para crianças e idosos, assim como o inhame cozido no vapor, uma vez que tem grande poder

antirraquítico. Em algumas regiões onde se cultiva o inhame, ele é consumido em substituição ao pão branco, pois seus valores nutricionais, assim como os da banana, são incomparáveis.

Propriedades nutricionais

- Sais minerais: potássio, magnésio, fósforo, cálcio, ferro, silício, enxofre, manganês, cobre e zinco.
- Vitaminas: A-retinol, B1-tiamina, B2-riboflavina, B3-niacina, B5-ácido pantotênico, B6-piridoxina, B9-ácido fólico, C-ácido ascórbico, E-tocoferol.
- Lectina, carotenoides (luteína e zeaxantina – antioxidantes).

Diferenças entre os diversos tipos de banana

Fibras

A banana-nanica é a única que possui fibras do tipo insolúveis, ou seja, que aumentam os movimentos peristálticos, responsáveis pela circulação sanguínea e por melhor funcionamento do intestino, evitando-se a prisão de ventre.

Observação:
Exemplos de outras frutas ricas em fibras insolúveis são abacaxi, ameixa, mamão e manga.

As bananas do tipo prata, maçã, ouro, entre outras, possuem fibras solúveis, que, quando ingeridas em grandes quantidades, deixam a digestão mais lenta e podem causar gases.

Valor calórico em 100 g de alguns tipos de banana e suas particularidades

- Banana-maçã: 88 kcal. É a que apresenta maior teor de proteínas e fibras.
- Banana-nanica: 92 kcal. É a que apresenta maior teor de potássio (410 mg). Contém também alto teor de magnésio.
- Banana-prata: 98 kcal. É a que apresenta maior teor de vitamina C e o segundo maior teor de potássio.
- Banana-ouro: 112 kcal. Destaca-se por seu alto teor de magnésio, que supera, dependendo do solo em que for cultivada e das condições climáticas, os demais tipos.
- Banana-da-terra: 128 kcal. Dentre os tipos aqui expostos, é a que possui maior valor calórico, com alto teor de carboidratos.

Observações:
• Evite comer banana quando estiver muito amadurecida (geralmente, a casca fica preta, a polpa bastante flácida e soltando líquidos). Nesse caso, é prejudicial à saúde, pois está impregnada de diversos tipos de alcoóis.
• Misturada com pão, trata-se de uma combinação errada, pois causa fermentações pútridas.

Propriedades nutricionais

A banana e o diabetes

O índice glicêmico da banana varia de acordo com sua maturação. Quanto mais madura, maior índice glicêmico apresenta. Isso porque o amido (carboidrato complexo) presente na banana vai se transformando em açúcar à proporção que ela amadurece.

A banana madura com a casca amarela tem índice glicêmico 52, considerado baixo. Nessas condições é perfeita para o consumo por diabéticos; porém, se sua casca apresentar "pintinhas marrons", eles devem evitá-la totalmente, pois com certeza apresenta alto índice de açúcar.

Bananas-maçã e prata também devem ser evitadas a todo custo por diabéticos, já que são altamente obstipantes (prendem o intestino). O tipo de banana indicado para diabéticos é a nanica, por possuir fibras insolúveis; porém, devem consumi-la com moderação, não passando de três unidades médias por semana.

As cascas da banana

São também ricas em nutrientes, como a fibra solúvel pectina, que, no intestino, forma géis capazes de reduzir e absorver açúcares, prevenindo o diabetes.

Ao aplicarmos a parte branca das cascas sobre os olhos, provoca relaxamento, protegendo-os da agressão de raios solares e das luzes artificiais. E, por incrível que pareça, previne a catarata. Para isso, basta deixar as cascas repousarem sobre os olhos por vinte a trinta minutos.

Quando massageamos as pernas ou outras partes do corpo com a casca da banana (parte branca), hidratamos toda a região. Além disso, melhora a circulação e é um preventivo natural contra varizes.

De suas cascas também se faz um ótimo bolo.

E, ainda, ao aplicarmos a parte branca sobre objetos de couro, estes serão preservados e engraxados naturalmente.

> *Observação:*
> A aplicação da casca da banana (parte branca) deve ser feita tão logo se desprenda da polpa, já que oxida rapidamente e, assim, se torna inútil.

Alimentação infantil

Como sabemos, a banana faz parte da alimentação de crianças, adultos e idosos. Contudo, o que a torna tão especial para a nutrição dos bebês? A banana madura, em forma de papinha, pode ser adicionada à alimentação infantil a partir dos seis meses de idade, e então se torna forte aliada no desenvolvimento dos bebês:

- ◆ auxilia no crescimento;
- ◆ ajuda no processo de dentição, massageando as gengivas;

- ensina ou proporciona noções no processo de mastigação;
- provoca satisfação e alegria durante a alimentação, quando manipulada.

Como se percebe, a banana é uma verdadeira dádiva da natureza, porque, além de todos os seus muitos outros benefícios já conhecidos, ela contém em sua composição o hormônio melatonina, um indutor do sono que facilita o repouso não só dos bebês como de qualquer pessoa.

Observações:

A propósito, a melhor forma para dormirmos é em um ambiente escuro, o qual proporcione meios para que nosso organismo produza o hormônio melatonina. Quando dormimos com fachos de luz incidentes sobre os olhos, a produção desse hormônio é comprometida. Além da banana, outros alimentos que contêm melatonina são: cereja (é a maior fonte entre as frutas; em segundo lugar vem a banana), morango, sementes de linhaça, amêndoas (não torradas), tomate, brócolis, lentilha, arroz integral.

Outros alimentos que contêm melatonina e triptofano: ovos (preferencialmente cozidos ou *pochés*), sementes de gergelim (preferencialmente preto), peixe (não frito), frango, arroz preto, cereja.

Indicações terapêuticas

Para gota, nefrite, gastrite, cãibra, colite, rinite alérgica e alergia

Comer duas a três unidades de banana madura por dia, ao natural ou cozida no vapor.

Para pneumonia

Comer três a cinco unidades de banana por dia, cozidas no vapor por dez minutos.

Para queimaduras, nevralgia e varizes

Aplicar a superfície interna da casca fresca da banana sobre as áreas afetadas, duas a três vezes por dia.

Para hemorroidas

Diluir a seiva da banana em água e aplicar com compressas sobre o local, duas a três vezes por dia.

Para aumentar a secreção do leite, energizar, estimular a digestão, regular a hipotensão (pressão baixa) e prevenir gripe

Cozinhar a vapor duas a três bananas com casca, por cerca de dez minutos. Remover a casca ainda morna, polvilhar canela em pó e ingeri-las várias vezes ao dia.

Para regularizar a função intestinal, prevenindo câncer de intestino

Bater no liquidificador uma banana com iogurte.

Para doença celíaca (indigestão intestinal)

Por conter enzimas muito eficazes para combater o problema, comer a polpa da banana várias vezes ao dia, mastigando-a bem. Se preferir, cozinhá-la no vapor.

Para completar, fazer aplicações diárias de argila verde sobre todo o abdome, por sessenta a noventa minutos. Repita durante trinta a sessenta dias. Você terá uma agradável surpresa...

Para problemas ligados ao pulmão

Comer bananas ao natural ou cozidas no vapor; neste caso, polvilhadas com canela em pó.

Para acalmar o sistema nervoso

Comer bananas ao natural ou cozidas no vapor.

Para hipertensão

A banana possui grande teor de potássio e baixo de sódio, traços que a tornam indicada para controlar a pressão arterial. Para isso, ingeri-la ao natural ou levemente cozida no vapor, duas a três unidades por dia (exceto diabéticos).

Para picada de insetos

Esfregar a parte branca da banana sobre a picada.

Para úlcera no estômago

A banana contribui para neutralizar a acidez e reduzir a irritação estomacal, além de proteger o estômago. Para isso, comer duas a três unidades diariamente, ao natural ou cozidas no vapor.

Para aumentar a capacidade mental, deixando-nos alertas

Quando ingerida antes de atividades que exijam atenção, a banana proporciona tais benefícios.

Para TPM

Devido à presença da vitamina B6-piridoxina e do aminoácido triptofano, a banana reduz a compulsão por doces, chocolate, controla a ansiedade e a irritação, sintomas inerentes à TPM.

Para carência de potássio

Comer três bananas por dia ao natural ou cozidas no vapor; neste caso, após esfriar, adoçar com mel.

Para hidratar a pele seca e cansada, instantaneamente

Amassar meia banana madura, adicionar quatro gotas de óleo essencial de lavanda ou sândalo e meia colher (chá) de mel puro. Mexer bem até formar uma mistura homogênea. Aplicar sobre o local afetado (evitar o contato com os olhos). Deixar agir por vinte minutos e enxaguar.

Contra os malefícios do tabaco

O potássio e o magnésio contidos na banana ajudam eficazmente o corpo a recuperar-se dos efeitos da abstinência da nicotina, o que contribui para evitar recidivas.

Receitas saudáveis com banana
Bolo de banana no vapor

Ingredientes

4 bananas médias
4 ovos
4 colheres (sopa) de manteiga ou duas colheres (sopa) de azeite
2 xícaras (chá) de farinha de trigo
1 xícara e meia (ou um pouco menos) de açúcar orgânico
1 colher (sopa) de fermento

Modo de preparo

Bater no liquidificador os ovos, a manteiga (ou azeite) e o açúcar. Em um recipiente à parte, peneirar o fermento e a farinha de trigo, e misturar bem. Em seguida, adicionar o conteúdo do liquidificador e mexer até formar uma massa homogênea.

Depois, acrescentar as bananas cortadas em cubinhos pequenos (deixe para cortá-las no momento de colocá-las na tigela, para que não se oxidem).

Untar uma forma de bolo, polvilhar com farinha de trigo e colocar a massa da tigela. Levar ao fogo do seu aparelho de cozimento a vapor somente quando a água estiver fervendo. Cozinhar por cerca de quarenta e cinco minutos. Apagar o fogo, deixar o bolo esfriar um pouco, desenformar e degustar.

Biomassa de banana-nanica verde

Benefícios

- Por ser rica em fibras e pobre em calorias, é uma aliada em processos de emagrecimento, pois causa saciedade.
- Contém fibras insolúveis, o que a credencia como perfeita no combate à prisão de ventre.
- Contém alto teor dos minerais cálcio e potássio.
- Controla a compulsão por doces.
- É rica em triptofano, precursor do hormônio serotonina.

Modo de preparo

Colocar três bananas verdes inteiras, com casca, dentro de uma panela de pressão, com água suficiente para cobri-las. Após o início do vapor, cozinhá-las por sete minutos. Desligar o fogo, escorrer a água, descascar as bananas e, depois de frias, bater no liquidificador. Guardar a biomassa em um pote de vidro na geladeira.

Durabilidade

A biomassa dura cinco dias.

Quanto consumir

Aconselha-se consumir de uma a duas colheres (sopa) por dia; se preferir, adoçar com mel.

Cacau
(categoria: semiácida)

Características

O produto mais celebrado do cacau, o chocolate, é um alimento feito a partir da fermentação e da torrefação da amêndoa desse fruto, combinado com leite, açúcar, gordura vegetal, glicose, sal, estabilizantes de ácidos graxos, conservantes etc. Em geral, o chocolate contém pouco cacau, mas já existem versões com maior quantidade, as mais escuras, que são mais saudáveis que o chocolate branco por exemplo. Sendo assim, o chocolate é diferente do cacau.

Quem gosta de chocolate, não deveria comer mais de 20 a 30 g por dia, pois, em demasia, pode engordar. Entretanto, se você comeu muito chocolate e se arrependeu, atividades físicas intensas ajudam a eliminá-lo. Escolha a sua e boa sorte!

- Andar por noventa minutos.
- Nadar por sessenta minutos.
- Correr por sessenta minutos.
- Praticar hidroginástica por setenta minutos.

O suco de cacau, por sua vez, é feito da polpa que envolve a semente, e dele se produz vinagre, geleia, vinho, iogurte, doces e sorvete. Com sabor semelhante ao suco da graviola, da acerola e do cupuaçu, possui três tipos de açúcares: frutose, glicose e sacarose.

Por fim, com a casca do cacau pode-se alimentar bovinos, suínos, aves e peixes, e produzir fertilizante e álcool.

Propriedades nutricionais

- Vitaminas: A-retinol, B1-tiamina, B2-riboflavina, B5-ácido pantotênico, E-tocoferol, C-ácido ascórbico. Convém salientar que estão presentes somente no cacau natural, ou cru, e não no processado.
- Sais minerais: magnésio, cromo, zinco, manganês, ferro, fósforo, cálcio.
- 228 kcal.
- Proteínas: as substâncias anandamida (só existe no cacau, incluídos os chocolates amargos), triptofano, teobromina, cafeína (vinte e uma vezes menos que no café), dopamina e feniletilamina (PEA), além dos fenóis antioxidantes catequina e epicatequina (valores superiores ao do vinho tinto, do mirtilo, do goji berry, por exemplo), ácidos graxos (Ômega 6-linolênico).

A seguir explicaremos melhor sobre algumas das substâncias citadas acima, das quais ainda não falamos até aqui:

- Anandamida: é um composto que nosso organismo fabrica depois de toda e qualquer atividade física, assim como a endorfina. Sua ação é relaxante, calmante e reguladora do sistema cardiovascular; além disso, aumenta a concentração e gera uma sensação de felicidade.
- Teobromina: substância muito poderosa que atua no combate às bactérias, principalmente da *Streptococcus mutans* (que causa cáries dentárias); também protege o coração.
- Dopamina: proporciona energia e disposição. Ela é produzida com o auxílio do aminoácido tirosina, encontrado nos alimentos que possuem triptofano.
- Feniletilamina (PEA): substância diretamente relacionada às hormonas, que dizem respeito ao desejo e à paixão. O aumento da sua concentração no sistema nervoso central conduz à liberação de noradrenalina e dopamina, que são responsáveis por motivação e excitação. Age também como antidepressivo (o cacau natural ou cru é rico em feniletilamina, que praticamente se perde ao receber calor acima de 40 graus).
- Catequinas: destroem os radicais livres, combatem vírus, retardam o envelhecimento.
- Epicatequinas: protegem contra o derrame cerebral e o câncer, fortalecem o sistema imunológico e estimulam a produção dos hormônios serotonina e endorfinas.

Indicações terapêuticas

Para acelerar e solidificar fraturas

Em um copo de iogurte natural, adicionar duas colheres (chá) de cacau em pó puro e uma colher (chá) de mel. Mexer bem e comer uma a duas vezes por dia.

Para lesões provocadas por frio, sol, rachaduras dos lábios e mamilos

Colocar manteiga de cacau sobre as lesões.

Para recuperar a energia e o vigor

Bater no liquidificador: 100 g da polpa de cacau; uma colher (chá) de guaraná em pó; um copo de água. Se preferir, adoçar com mel. Tomar pela manhã.

Para anemia, fortalecer os nervos, os músculos, dar energia e vigor a pessoas cansadas, depressivas, deprimidas, e regular o sistema digestivo

Tomar, antes das refeições, um a dois cálices por dia do poderoso vinho de cacau com quina, que ensinamos como fazer a seguir:

Ingredientes

15 g de cacau em pó
65 g de casca de quina (picada)
20 g de uvas-passas pretas
10 g de flor de sabugueiro

Modo de preparo

Juntar todos os ingredientes e deixá-los macerando por quinze dias em um litro de álcool de cereais de 60°. Após esse tempo, coar o líquido em filtro de papel, colocar em uma vasilha, que não seja metálica nem plástica, e adicionar 2,5 litros de vinho tinto ou branco de ótima qualidade (o vinho tinto é mais recomendado). Deixar a bebida descansar por mais três dias e depois acondicioná-la em garrafas de vidro esterilizadas.

> *Observação:*
> Pessoas que não podem consumir álcool, hipertensas, diabéticas e com problemas cardiovasculares não devem fazer uso desta receita.

Cajá
(categoria: semiácida)

Características

O cajá é o fruto proveniente da cajazeira (*Spondias mombin*), árvore que se encontra dispersa em regiões tropicais da América, da África e da Ásia, sobrevivendo de forma silvestre, em modelos extrativistas.

No Brasil, existem árvores com até 25 metros de altura, encontradas principalmente nos estados da Paraíba, do Pará, do Ceará, da Bahia, de Pernambuco e de Alagoas, e que recebem nomes como cajá-verdadeiro, cajá-mirim ou taperebá.

O cajá apresenta muitos benefícios para a saúde com seu alto valor nutricional. Entretanto, comercialmente não é bem utilizada nem explorada, em virtude da falta de conhecimentos sobre ela.

Com sabor exótico, pode-se consumi-la ao natural ou utilizar sua polpa para preparar sucos, sorvetes, geleias etc. Para finalidades medicinais, aproveita-se de suas folhas, flores, raízes e fruto. O extrato das folhas e o fruto possuem tanino, que tem função antibactericida e antiviral. Age também contra desordens psiquiátricas e atrofia do coração. O seu suco, por sua vez, pela perfeita composição de sais minerais, é também indicado a pessoas que sofrem de osteoporose ou querem evitá-la.

Propriedades nutricionais

- Vitaminas: A-retinol, B1-tiamina, B2-riboflavina, C-ácido ascórbico, E-tocofero.
- Sais minerais: cálcio (9,8 mg); fósforo (25,8 mg); magnésio (7,6 mg); potássio (148,3 mg); sódio (6,9 mg).
- 46 kcal.
- Fibras, proteínas.

Indicações terapêuticas

Para febre, diarreia, hematomas, erisipela, hemorroidas

Pelo processo de decocção, utilizar uma colher (chá) da casca de cajazeira para uma xícara de água, deixando ferver por três minutos. Beber o chá no caso de febre e diarreia e fazer compressas geladas nos locais afetados, nos demais casos. Se preferir, utilizar junto a argila verde, deixando agir por sessenta a noventa minutos.

Para inflamação dos olhos e conjuntivite

Preparar uma infusão com as flores da cajazeira e fazer compressas frias nos locais afetados.

Em caso de conjuntivite, também se pode fazer uma pasta utilizando argila verde e chá frio. Fechar bem os olhos e aplicar a pasta, deixando agir por quarenta e cinco a sessenta minutos.

Para hipertrofia e fortalecimento do coração

Como tônico cardíaco, beber uma a três xícaras por dia do chá.

Para blenorragia (gonorreia), leucorreia (corrimento vaginal) e herpes

Pelo processo de decocção, ferver por três minutos uma colher (chá) de raízes de cajazeira e um copo de água. Tomar duas a três xícaras de chá por dia.

Para febre, má digestão, vômitos, cólica, cistite, uretrite, bom funcionamento dos rins

Comer o cajá ao natural ou tomar três copos de suco de cajá por dia.

Caju
(categoria: semiácida)

Características

De modo geral, tanto o fruto (polpa) quanto a castanha-de-caju possuem as mesmas propriedades; entretanto, é na castanha que se concentra mais nutrientes e propriedades medicinais (para esclarecer melhor, vamos diferenciar um do outro, quando necessário). Contudo, para maiores benefícios, de preferência consumir a castanha crua e sem sal, não passando de 20 g por dia, por ser bem calórica e ter grande quantidade de gorduras, ainda que a maioria seja monoinsaturada, que regulam as taxas de colesterol no sangue, aumentando os níveis de HDL (o bom colesterol).

Por sua vez, na polpa há maior concentração de vitamina C, principalmente quando madura. Sendo assim, um copo de 240 ml de suco natural de caju supre as necessidades diárias dessa vitamina, que, como vimos, é um potente antioxidante e tem ação protetora contra as tóxicas crônicas do etanol, da nicotina e do monóxido de carbono.

Conforme estudos recentes desenvolvidos pela Universidade Federal Rural de Pernambuco, o caju só perde para a acerola no quesito ação antioxidante, por conter grande quantidade de polifenóis.

Propriedades nutricionais

- Vitaminas (polpa e castanha): A-retinol, B1-tiamina, B2-riboflavina, B3-niacina, B5-ácido pantotênico, C-ácido ascórbico (220 mg na unidade do caju amarelo e 280 mg na do vermelho), D3-colecalciferol, E-tocoferol (bem concentrado na castanha), K-naftoquinonas); B17-amygdaline.
- Sais minerais (polpa de caju e castanha): fósforo, cálcio, magnésio, ferro, potássio, selênio, zinco, cobre, sódio. Com exceção da vitamina C, as demais vitaminas e sais minerais se concentram em maior quantidade na castanha.
- Uma unidade do fruto contém 37 kcal e 100 g da castanha, 553 kcal.
- Aminoácidos: leucina, metionina, prolina, alanina, trionina, cistina, cisteína, serina, ácido aspártico, resina, asparagina, histidina e arginina; esta, inclusive, se converte em óxido nítrico, que é um ácido que alarga as artérias do organismo, diminui a pressão sanguínea e auxilia no controle da hipertensão; além disso, transporta oxigênio pelas células do sangue, combatendo o cansaço e a falta de concentração.

- Elementos fitoquímicos e fitoesteróis (castanha), fibras (grande concentração na polpa, mas também encontradas na castanha).
- Proteínas (castanha): 9,5 g de proteínas em 50 g de castanha (ótimo para os atletas); ácidos graxos (castanha): Ômega 9-oleico.

Indicações terapêuticas

Para eczema, fibromialgia, reumatismo e carência de vitamina C (escorbuto)

Tomar o suco do caju de três a cinco vezes ao dia.

Para prevenção e combate à osteoporose

Cozinhar duas xícaras de brócolis no vapor (no máximo, cinco minutos) e misturar com sete castanhas-de-caju trituradas. Comer duas a três vezes por semana.

Para verrugas e calos

Das castanhas extrai-se um óleo utilizado com grande eficácia para eliminar verrugas e calosidades. Aplicar o óleo no local afetado, duas a três vezes ao dia, e deixar agir naturalmente.

Para fortalecer o sistema imunológico

Ingerir um copo de suco de caju pela manhã e cinco unidades de castanha-de-caju durante o dia, mastigando-as bem.

Para diabetes

Pelo processo de decocção, ferver uma colher (sopa) de cascas do caule do caju em uma xícara (chá) de água. Tampar, deixar amornar e coar. Tomar duas xícaras de chá por dia, pela manhã e no começo da tarde.

Tomar o suco do caju, sem adoçar, de três a cinco vezes ao dia, também é ótimo no combate ao problema.

Para cicatrização

Aquecer folhas novas do cajueiro e colocar sobre as feridas; em seguida, cobri-las com argila verde preparada com o chá frio das folhas do cajueiro. Deixar agir por cerca de sessenta a noventa minutos. Fazer uma a duas aplicações por dia.

Para psoríase e alergias de pele

Tomar durante o dia quatro copos de suco natural de caju diluído em água, adoçado com uma colher (sobremesa) de mel.

Para incontinência urinária

Preparar uma infusão com as folhas e/ou raízes do cajueiro e tomar duas a três xícaras de chá por dia.

Para tosse

Tomar dois a três copos de suco de caju por dia, adoçado com mel de abelhas jataí.

Cambuci

(categoria: ácida)

Características

Fruto brasileiro nativo da Mata Atlântica, o cambuci é encontrado nos estados de São Paulo (Salesópolis, Paraibuna, Caraguatatuba), Minas Gerais, Espírito Santo e Rio de Janeiro. Há muitos anos era comum avistar árvores desse fruto em ruas de São Paulo, inclusive no bairro do Cambuci, que lhe herdou o nome. Já esteve seriamente ameaçado de extinção, mas, devido a vários projetos desenvolvidos, hoje não corre mais esse risco.

O fruto é arredondado, com polpa carnuda, fibrosa e com poucas sementes. O sabor é bem ácido (semelhante ao limão), com pH em torno de 3. Cada fruto contém em média cinco sementes e, quando maduro, pode ser comido ao natural; entretanto, é mais consumido na forma de sucos, geleias, sorvetes e licor.

Propriedades nutricionais

- ♦ Vitaminas: C-ácido ascórbico, predominantemente.
- ♦ Sais minerais: magnésio, cálcio, potássio, fósforo, sódio.

- 40 kcal.
- Antioxidantes e fibras.

Indicações terapêuticas

Comer três cambucis por dia já supre as necessidades diárias de vitamina C. Além disso, consumi-lo com regularidade retarda o envelhecimento, fortalece o sistema imunológico e protege os vasos sanguíneos.

Camu-camu
(categoria: ácida)

Características

No Brasil, essa fruta é encontrada principalmente nos estados do Amazonas, seu maior produtor, e, em menor escala, no Pará e em São Paulo. É a maior fonte natural de vitamina C do planeta de que se tem conhecimento; em 100 g de polpa há cerca de 2,8 g de vitamina C, e na casca, cerca de 4 g!

Propriedades nutricionais

- Vitaminas: B1-tiamina, B2-riboflavina, B3-niacina, C-ácido ascórbico.
- Sais minerais: potássio, ferro, fósforo, cálcio, magnésio.
- 314 kcal.
- Polifenóis flavonoides (antocianinas), aminoácidos (alanina, fenilalanina, prolina, serina, treonina e valina), proteínas, fibras.

Indicações terapêuticas

Para fortalecer o sistema imunológico e cardíaco, combater processos inflamatórios, como a prostatite, e a deficiência de vitamina C; além disso, poderoso coadjuvante no tratamento do câncer de mama

Bater no liquidificador um litro de água com 50 g de polpa de camu-camu. Adoçar preferencialmente com mel.

Caqui
(categoria: doce)

Características

Fruta muito saborosa, é rica em nutrientes e, acima de tudo, em propriedades medicinais. Possui uma doce e carnuda polpa, ainda que existam variedades de caqui que "travam" a boca, por causa do grande teor de tanino. E sua casca, com tonalidade vermelha ou alaranjada, deve ser ingerida também, pois ali estão contidas as fibras e a vitamina C. Então, lavá-la bem somente no momento em que for consumi-la; caso contrário, azeda.

Propriedades nutricionais

- Vitaminas: A-retinol, B1-tiamina, B2-riboflavina, B5-ácido pantotênico, B6-piridoxina, B12-cobalamina, C-ácido ascórbico.
- Sais minerais: ferro, fósforo, potássio, cálcio, magnésio, manganês, zinco, sódio.
- 78 kcal.

- Aminoácidos, mucilagens, proteínas, fibras, carotenoides (licopeno).

Indicações terapêuticas

O caqui tem propriedades calmantes, vermífugas, antianêmicas e laxativas. Combate gastrite, azia, previne problemas do fígado e da bexiga (cistite), descongestiona as vias respiratórias, além de ser um alimento excelente no restabelecimento de tuberculose, desnutrição e descalcificação. Traz, ainda, benefícios a dentes, pele, olhos, unhas, cabelos e às defesas do organismo.

Para usufruir disso, recomenda-se ingerir três a cinco unidades da fruta por dia, ao natural, ou seu suco (se preferir, adoçar com mel), uma hora antes das refeições ou duas horas depois.

Para cãibras

Comer três a cinco caquis por dia, uma hora antes das refeições ou duas horas depois. Paralelamente, ingerir duas colheres (sopa) de vinagre natural de maçã e também duas a três bananas ao longo do dia.

Para o diabetes

Preparar uma infusão despejando uma xícara de água fervente sobre um punhado de folhas de caqui (secas ou verdes). Tampar por dez minutos e tomar uma xícara de chá morno duas ou três vezes ao dia.

Para insônia, náuseas e vômitos

Ferver uma xícara de água com um pedaço de gengibre (1 cm x 1 cm), de três a cinco minutos. Em outro recipiente, colocar um punhado de folhas de caqui (verdes ou secas) e despejar o chá de gengibre sobre elas. Deixar descansar por dez minutos e, em seguida, adoçar com mel e tomar uma xícara trinta minutos antes de deitar-se.

As folhas de caqui possuem vitamina C; por esse motivo, suas folhas não podem ser fervidas, pois assim toda a vitamina C se perde pelo excesso de calor da água durante a fervura.

Para prisão de ventre

Preparar um xarope bastante denso com 1 kg de açúcar orgânico e 250 ml de água. Juntar ao suco as cascas de um limão. Depois, colocar em uma panela 2 kg de caqui maduros, sem pele e sem sementes. Despejar sobre as frutas o xarope do limão e cozinhar por vinte minutos. Quando esfriar, estará pronto. Ingerir uma a três colheres (sopa) durante o dia.

Para prevenir e combater o câncer de mama, de próstata, a insônia e problemas respiratórios

Consumir regularmente vinagre natural de caqui.

Para uma gravidez tranquila

O caqui é um alimento muito importante para a mulher durante a gravidez, em virtude de sua perfeita combinação de minerais e vitaminas. Então, recomenda-se a ingestão diária dessa fruta ao natural, ou de seu suco ou vitamina com uma colher (chá) de gergelim preto triturado na hora.

Para manter a beleza natural

Além de ser muito benéfico à saúde, o caqui é um excelente tratamento natural de beleza. Ingerir três caquis maduros por dia ou seu suco ajuda a manter os cabelos brilhantes e o rosto aveludado.

Caraguatá
(categoria: ácida)

Características

Fruta encontrada na Mata Atlântica, principalmente nos estados de São Paulo e Minas Gerais, o nome caraguatá provém do tupi-guarani, mas também é conhecida como gravatá ou croatá.

É indicada para o tratamento da obstrução das vias respiratórias, principalmente em casos de tosse, asma, bronquite, pois tem efeito expectorante, e também de afecções da mucosa da boca, como aftas e feridas. Além disso, é emoliente e vermífuga.

Propriedades nutricionais

- Vitaminas: B1-tiamina, B2-riboflavina, B3-niacina, C-ácido ascórbico.
- Sais minerais: cálcio, magnésio, ferro, fósforo.
- 51 kcal.
- Proteínas, fibras.

Indicações terapêuticas

Para tosse, bronquite, afecções do aparelho respiratório e vermes

Preparar uma infusão com quatro fatias de caraguatá e uma xícara (chá) de água. Deixar ferver em fogo baixo por cinco minutos. Depois, amassar bem os frutos, coar e adicionar uma xícara (chá) de açúcar orgânico. Retornar ao fogo baixo até o açúcar se dissolver. Se preferir, colocar alguns pedaços de canela em pau.

Os adultos devem tomar uma colher (sopa) desse xarope duas a três vezes ao dia; já as crianças, uma colher (chá) duas a três vezes ao dia.

Para aftas e feridas bucais

Preparar uma infusão jogando uma xícara de água fervente sobre uma colher (sopa) de folhas picadas de caraguatá. Deixar descansar por quinze minutos, até esfriar, coar e adicionar cinco gotas de própolis. Faça bochechos de três a cinco vezes ao dia, em espaços regulares.

Carambola
(categoria: semiácida)

Características

Fruta de origem indiana, o consumo de carambola por longo período e em grandes quantidades pode causar o surgimento de pedras nos rins (litíases), por conter ácido oxálico. Também não deve ser consumida por diabéticos nem por quem tem insuficiência renal, ou qualquer problema ligado aos rins, em consequência do alto teor de proteínas.

A carambola apresenta os cinco elementos da matéria existentes no universo (macrocosmos): água, ar, terra, fogo e éter, que aparecem sempre combinados e de maneira inseparável na natureza:

- a água representa o estado líquido;
- o ar representa o estado gasoso;
- a terra representa o estado sólido, o mais denso dos elementos;
- o fogo representa o poder de mudar o estado de qualquer substância;

- o éter é a grande matriz, o elemento que, ao mesmo tempo, é a fonte de todos os outros e o espaço no qual eles existem.

Propriedades nutricionais

- Vitaminas: A-retinol, B1-tiamina, B2riboflavina, B5-ácidom pantotênico, C-ácido ascórbico.
- Sais minerais: fósforo (maior concentração entre as frutas), potássio, cálcio, magnésio, sódio.
- 31 kcal.
- Proteínas, fibras, ácido oxálico.

Indicações terapêuticas

O suco de carambola combate disenteria, é antitérmico, diurético e hipotensor. Sem adição de açúcar, é um verdadeiro refrigerante, que também combate celulite e flacidez. O fruto natural abre o apetite e as folhas da caramboleira são diuréticas, hipotensoras e combatem eczemas, afecções dos rins e da bexiga.

Castanha de baru
(categoria: oleaginosa)

Características

O baruzeiro é uma árvore do Cerrado e de matas de terrenos secos brasileiros, da qual provém o baru. Com sabor semelhante à castanha-de-caju e ao amendoim, essa castanha só deve ser consumida torrada, pois assim se obtém melhor aproveitamento de seus nutrientes, e evita-se a intoxicação pela ingestão de fungos. Dela também se utiliza a polpa para fazer geleia.

Propriedades nutricionais

- Vitaminas: A-retinol, B1-tiamina, B2-riboflavina, B6-piridoxina, B12-cobalamina, C-ácido ascórbico.
- Sais minerais: potássio (827 mg), fósforo (358 mg), magnésio (178 mg), cálcio (140 mg), e outros como ferro, cobre, manganês e zinco.
- 502 kcal.
- Proteínas (24 g), fibras (14 g), carotenoides (licopeno), ácidos graxos (Ômega 6-linolênico e Ômega 9-oleico).

Indicações terapêuticas

A castanha de baru é indicada para casos de anemia, em virtude do grande teor de minerais, como ferro. Aconselha-se comer até 20 g por dia.

Castanha-do-pará/brasil
(categoria: oleaginosa)

Características

Também conhecida como castanha-do-brasil e, em boa parte do exterior, como noz brasileira, a castanha-do-pará é rica em proteínas e fibras. Além disso, estimula a produção de leite materno e é muito indicada em regimes alimentares, principalmente os vegetarianos, por estimular a síntese de proteínas no organismo, combatendo, assim, anemia e desnutrição.

Possui uma proteína rara, a excelsina, considerada tão completa como a lactoalbumina, a caseína e outras pertencentes ao reino animal (proteínas do leite).

Auxilia, ainda, o sistema endócrino, contribuindo para o perfeito funcionamento e equilíbrio da glândula tireoide, sendo indicada, inclusive, para pessoas que não têm tal glândula. Em virtude da presença dos minerais zinco e selênio em sua composição, aliados a todos os nutrientes, é um alimento eficaz para proteção da próstata. Para isso, basta comer uma unidade de castanha-do-pará diariamente.

Propriedades nutricionais

- Vitaminas: A-retinol, B1-tiamina, B2-riboflavina, B5-ácido pantotênico, C-ácido ascórbico, E-tocoferol.
- Sais minerais: selênio, zinco, fósforo, cálcio, ferro, magnésio, iodo.
- 656 kcal.
- Proteína excelsina.

Indicações terapêuticas

Para fortalecer as funções cerebrais e combater debilidade, memória fraca e tuberculose

Comer uma a duas unidades de castanha-do-pará por dia. Pode-se adicioná-la a sucos e vitaminas.

Para problemas relacionados à próstata

Bater no liquidificador uma goiaba vermelha com um copo de água e, em seguida, coar. Bater novamente o suco sem as sementes, adicionando uma colher (sopa) de pólen de abelhas e uma ou duas unidades de castanha-do-pará. Ingerir imediatamente.

Inchaço dos dedos e de outras partes do corpo
(por deficiência da glândula tireoide)

Diariamente, comer uma ou duas unidades de castanha-do-pará, mastigando bem.

Cereja
(categoria: semiácida)

Características

Cerejas, amoras, uvas, maçãs e framboesas são ricas em quercetina, que, como já falamos, combate a ação dos radicais livres no organismo. Portanto, o consumo regular dessas frutas afasta males como o infarto, o derrame cerebral e o câncer. Em relação às cerejas, as mais escuras, normalmente, são as mais doces e contêm mais ferro, potássio e magnésio do que as mais claras; porém, todas possuem vitamina C e flavonoides (antioxidantes).

As cerejas ajudam também na qualidade do sono, regulam o intestino, combatendo a prisão de ventre, mineralizam o sangue, estimulam a digestão e as funções do pâncreas, bem como têm propriedades diuréticas e, por conter ácido salicílico, são indicadas para quem sofre de uricemia (estado mórbido provocado pela acumulação de ácido úrico no sangue), gota, nefrite, anemia, reumatismo, artrite e arteriosclerose. É ótima também para o desenvolvimento das crianças, por causa da quantidade de sais minerais e do alto teor de vitaminas, que estimulam todos os processos de crescimento.

Contudo, evite tomar água logo após comer cerejas, pois, pelo alto teor de açúcar que contêm, pode causar fermentações indigestas e retardar a assimilação de seus nutrientes. Espere pelo menos uma hora para fazê-lo.

Conserve-as sempre bem geladas, porque isso protege suas vitaminas e as mantêm frescas, e lave-as somente momentos antes de consumi-las, pois apodrecem rapidamente.

Propriedades nutricionais

- Vitaminas: A-retinol, B1-tiamina, B2-riboflavina, B5-ácido pantotênico e C-ácido ascórbico.
- Sais minerais: potássio (213 mg), fósforo, cálcio, enxofre, silício, magnésio, ferro, cloro, sódio.
- 50 kcal.
- Proteínas (0,6%), amido (15%), açúcares, flavonoides (antioxidantes), ácido salicílico.

Indicações terapêuticas

Para artrite, fibromialgia, gota, reumatismo, doenças das vias urinárias

Tomar três copos de suco puro de cereja, diariamente, uma hora antes das refeições ou duas horas depois.

Para febre

Tomar um copo de suco puro de cereja várias vezes ao dia.

Para regularizar o sono

A cereja é fonte natural de melatonina, hormônio que, entre outras funções, equilibra o sono. Por isso, recomenda-se ingerir algumas cerejas ou seu suco uma hora antes de deitar-se. Se preferir, adoçar o suco com mel.

Coco
(categoria: oleaginosa)

Características

O Brasil é um dos maiores produtores de coco do mundo, perdendo somente para países como Indonésia, Índia e Filipinas; porém, é o maior produtor mundial de água de coco.

Para uma boa produção de coco é necessária chuva abundante durante o ano todo, uma vez que, para um coqueiro desenvolver-se plenamente, precisa de pelo menos 250 litros de água por dia, bem como de altas temperaturas e bastante luminosidade. Isso explica por que o Nordeste brasileiro apresenta o maior número de coqueiros e cocos de alta qualidade, no que concerne ao seu valor nutricional. Contudo, a região Norte do Brasil (estado do Pará) também é um grande produtor de coco com as mesmas qualidades.

Esse superalimento, que é o coco, encontra-se no mercado sob várias formas, mas, para a saúde, utilizam-lhe mais a água, a polpa, o leite e seu respectivo óleo. Seus benefícios são muitos: é um excelente antioxidante, prevenindo os malefícios dos radicais livres, como o envelhecimento precoce e o aparecimento de células cancerígenas; controla a pressão arterial, principalmente de hipertensos que fazem uso de diuréticos; fortalece o sistema imunológico e o digestivo; controla o apetite; é hidratante natural; eleva os níveis do colesterol HDL (colesterol "bom"); acelera o metabolismo e regula o funcionamento da glândula tireoide; tem ação antimicrobiana e antifúngica; reduz o desenvolvimento de enfermidades cardíacas e os níveis de triglicérides no sangue; evita o cansaço e o estresse; enfim, fortalece todo o organismo, aumentando a imunidade e prolongando a vida. Esses resultados, certamente, são obtidos com o consumo regular do coco.

Ainda que exista no mercado o leite de coco pronto, é possível obtê-lo batendo sua polpa no liquidificador ou no processador; depois de coar, já está apto para consumo. E lembre-se: esse leite não contém lactose nem gorduras indigestas ou impróprias para o organismo humano, e ainda vem acompanhado de sais minerais e vitaminas.

A rigor, os cocos fresco (verde) e seco (marrom) possuem as mesmas propriedades; a diferença está apenas no tempo de maturação:

- ◆ coco fresco: é o produto colhido do coqueiro com sete meses de maturação e dele obtemos água e polpa;
- ◆ coco seco: o tempo de maturação fica entre oito e dez meses, e a única diferença é que a água tem mais gordura.

Propriedades nutricionais

- Vitaminas: B1-tiamina, B3-niacina, B5-ácido pantotênico, B6-piridoxina, D3-colecalciferol (traços).
- Sais minerais: potássio, magnésio, cálcio, ferro, fósforo, selênio, sódio.
- Água de coco, coco cru, leite de coco: respectivamente, 22, 406, 166 kcal.
- Fibras, proteínas, aminoácidos, carboidratos, antioxidantes, enzimas, sódio, ácido láurico, composto eletrolítico (mineral iônico), semelhante ao plasma humano e um dos melhores e mais perfeitos hidratantes naturais.

Indicações terapêuticas

Para hepatite

Beber com frequência a água do coco de casca amarela.

Para prisão de ventre

Tomar água de coco misturada com um pedacinho de gengibre.

Para anemia

Comer a polpa do coco verde com uma colher (sopa) de melado de cana.

Para dermatoses, queimaduras e hipertensão

Tomar dois a três copos de água de coco por dia.

Para corrimento vaginal

Beber dois a três copos de água de coco durante trinta dias.

Para evitar queda de cabelos e promover seu crescimento

Beber água de coco verde e comer sua polpa.

Para tosse crônica

Antes de comer o coco verde, fazer um pequeno furo na casca e introduzir duas colheres (sopa) de mel. Tampar bem o orifício e deixar o coco em banho-maria por trinta minutos, ou até a polpa se dissolver por completo. Quando isso acontecer, retirar imediatamente do fogo, deixar esfriar e ingerir uma colher (sopa) do conteúdo de três em três horas.

Para enjoo ou náuseas

Tomar um copo de água de coco várias vezes ao dia.

Para rugas e marcas de expressão

Tomar um a dois copos da água do coco verde por dia. Para reforçar, embeber um algodão em vinagre natural de maçã e aplicar em todo o rosto diariamente. Deixe agir, no mínimo, por vinte minutos.

Para a saúde dos rins

A fim de evitar infecções urinárias e litíases (pedras nos rins), tomar pelo menos três copos de água de coco por semana (exceto diabéticos e pessoas com problemas renais).

Para estrias

Depois de tomar banho, ligar o chuveiro bem quente e aproximar-se a região com estrias o máximo possível da água, para receber o vapor. Então, com as mãos, aplicar óleo de coco orgânico extravirgem sobre o local e massagear levemente por três a cinco minutos. Quando terminar de massagear, molhar bem um pedaço de bucha vegetal, com cerdas finas, em chá gelado de camomila ou cavalinha e lavar lenta e suavemente a região.

Observações:
a) Preparar a infusão de camomila ou cavalinha utilizando uma colher (sopa) da planta para meio litro de água fervente.
b) Fazer essa aplicação diariamente. Em um mês já se nota a redução das estrias; depois de dois meses, praticamente as estrias desaparecerão.
c) Ajuda muito nesse processo eliminar da alimentação todo tipo de açúcar e tudo que o contenha, como refrigerantes, doces etc. Substituir o açúcar refinado por mel ou adoçante natural, como estévia.

d) Para prevenir e conter as estrias já instaladas, manter a pele sempre hidratada.

Para aumentar a fertilidade do homem e da mulher

Tomar diariamente dois a três copos de água de coco verde, que possui vitaminas e sais minerais indispensáveis nesse processo.

Composto alimentar para aumentar fertilidade

Bater no liquidificador: uma colher (sopa) de pólen de abelhas; uma colher (sopa) de semente de linhaça marrom (não pode estar moída); uma colher (sopa) de gergelim preto; duas colheres (sopa) de extrato de soja; uma batata yacon (média) ou metade dela (com a casca, lavando-a bem); e um copo de água, ou mais. Se preferir, adoçar com uma colher (chá) de mel. Tomar um copo desse composto diariamente ou em dias alternados, preferencialmente pela manhã, e só alimentar-se quinze minutos depois.

Observações:
- Para os homens, substituir o extrato de soja por 100 g da polpa de açaí.
- As frutas indicadas para aumentar a fertilidade são aquelas ricas em vitamina C, a qual age no metabolismo do ácido araquidônico, que é exatamente a substância

principal das prostaglandinas F2 Alfa e E2, de vital importância no campo da reprodução humana. Algumas dessas frutas são (com base em 100 g):

→ Caju vermelho: 274 mg
→ Caju amarelo: 220 mg
→ Uvaia (ou uvalha): 200 mg
→ Fruta-do-conde (pinha, ata): 128 mg
→ Manga madura (em média): 93 mg
→ Goiaba branca: 81 mg
→ Goiaba vermelha: 46 mg
→ Uva: 4,80 mg

• Outros alimentos indicados para o fortalecimento e a recuperação das forças geradoras são:

→ Feijão preto: cozido e deve ser ingerido no mesmo dia.
→ Gergelim preto: melhora a qualidade do esperma e do leite materno, aumentando-lhe a produção.
→ Arroz preto (bem melhor!) ou integral.
→ Castanha-do-brasil: comer uma unidade diariamente ou adicioná-la a sucos ou vitaminas.
→ Castanha-de-caju (natural, não assada, sem sal): comer três unidades diariamente, mastigando bem, até se transformar em uma pasta, e só depois ingerir.
→ Gérmen de trigo (cru ou tostado): comer uma colher (sopa) diariamente ou adicioná-la a sucos ou vitaminas.

→ Abacate (sem açúcar): ingerir uma colher (sopa) diariamente ou em dias alternados.

→ Brotos de mostarda: ingerir em forma de salada, podendo temperar com azeite, ou com vinagre natural de maçã, ou com limão.

→ Inhame (longo e grosso, proveniente do Nordeste): consuma-o constantemente; se for cozido, prepare-o no sistema a vapor.

→ Aveia: tonifica o útero e previne e combate os estados de depressão e estresse, que podem ser causas da infertilidade, inclusive dificultando a fecundação. Ingerir uma a duas colheres (sopa) de aveia diariamente, com sucos e vitaminas. A aveia não pode ser aquecida.

→ Argila verde: prepare-a com chá frio da planta cipó-mil-homens e a aplique na testa (isso elimina a bactéria fascíola hepática, que ataca os ovários e muitas vezes dificulta a ovulação; essa bactéria se aloja na testa, na glândula hipófise). A aplicação de argila é também eficaz na eliminação de cisto no útero e nos ovários (aplicá-la entre o umbigo e a virilha). Deixar agir por cerca de sessenta a noventa minutos, durante trinta dias.

• Uma planta medicinal que também auxilia no processo de fertilidade é a urtiga, pois possui vitaminas e minerais que, por meio de sua perfeita combinação, possibilitam o rejuvenescimento do útero; além disso, combatem a fadiga intelectual e física. Pode ser consumida em cápsulas ou chá. Se optar por chá, tomar uma xícara de chá uma a duas vezes ao dia, por quinze a vinte dias. Contudo, pessoas com problemas renais e mulheres grávidas devem evitá-la; e, se ocorrerem coceiras ou irritações na pele, parar imediatamente o uso.

• O que se deve evitar para manter a fertilidade:

→ açúcar: não consumir nada que o contenha; substitua-o por mel;

→ cafeína: por interferir no desempenho das funções metabólicas e hepáticas.

Cranberry
(categoria: ácida)

Características

Fruto originária da América do Norte, o cranberry era utilizado pelos índios em cerimônias e como medicamento e alimento.

É rico em proantocianidina, substância quinze a vinte e cinco vezes mais potente do que a vitamina E para inibir a aderência de bactérias do tipo *E. coli*, *Helicobacter Pylori* e periodontopatogênicas, causadoras, respectivamente, de problemas na mucosa da bexiga, do estômago e da gengiva. Dessa forma, previne e combate infecções do trato urinário, gastrites, úlceras e a placa bacteriana.

Propriedades nutricionais

- Vitaminas: A-retinol, C-ácido ascórbico, B6-piridoxina.
- Sais minerais: sódio (2 mg), potássio (77 mg), cálcio (8 mg), ferro (3 mg); magnésio (0,6 mg).

- 308 kcal (desidratado).
- Fibras, proteínas, flavonoides e ácidos fenólicos (substâncias antioxidantes).

Cupuaçu
(categoria: ácida)

Características

O cupuaçu é uma fruta nativa da Floresta Amazônica muito consumida por tribos indígenas, que também utilizam sua casca como adubo. É encontrado com facilidade também na Alemanha, na Inglaterra, no Japão e na França.

Muito saboroso, de sabor azedo, com cerca de trinta sementes e casca marrom dura – que corresponde a quase 40% do seu peso, podendo chegar, em média, de dois a quatro quilos –, esse fruto tipicamente brasileiro ainda é pouco conhecido, apesar de ser considerado um "alimento dos deuses" em razão de seus nutrientes, assim como a uva (extrato), o pêssego e a maçã. Por esse motivo, atualmente é pesquisado em vários países do mundo.

Da sua polpa são feitos sucos – por sinal, de ótima qualidade! – e cremes, bastante utilizados na culinária amazônica e paraense. É também empregado na produção de sorvetes, geleias, bombons, iogurtes etc., e tem vasta utilização na área de cosméticos.

As suas sementes são ricas em gorduras e proteínas (mais presentes do que na polpa), e com elas se faz o cupulate, uma espécie de chocolate que já vem sendo usado para substituir o cacau, assim como a alfarroba. As sementes são transformadas também em pó e utilizadas para fazer leite e manteiga.

Propriedades nutricionais

- Vitaminas: A-retinol, B1-tiamina, B2-riboflavina, C-ácido ascórbico.
- Sais minerais: potássio, selênio, cálcio, magnésio, fósforo, ferro.
- 60 kcal (quatro vezes menos que o açaí).
- Fibras (principalmente pectina), proteínas, polifenóis (flavonoides) e aminoácidos: lisina (316 mg) e triptofano (60 mg).

Indicações terapêuticas

Para bronquite e infecções renais e como calmante

Tomar uma a duas xícaras de chá das folhas do cupuaçu (infusão) por dia.

Para escorbuto (falta de vitamina C) e gengivite

Ingerir o cupuaçu ao natural ou três copos de seu suco por dia.

Para auxiliar o crescimento

Crianças devem ingerir o cupuaçu ao natural ou seu suco com uma castanha-do-pará. Isso estimula o hormônio GH (hormônio do crescimento), liberado pelo organismo à noite, durante o sono.

Damasco
(categoria: oleaginosa)

Características

São conhecidas mais de cinquenta variedades de damasco. Contudo, considera-se o melhor aquele proveniente da cidade de Hunza, no Paquistão; inclusive, atribuem-se a boa saúde e a longevidade dos habitantes locais ao consumo diário de 50 a 80 mg da vitamina B17-amygdaline, encontrada no caroço do damasco (sua maior fonte), uma vez que, praticamente, não sofrem de enfermidades do coração nem têm as taxas de pressão e de colesterol elevadas.

> *Observação:*
> Os esquimós da região do Ártico (*Inuit*) estão imunes ao câncer em virtude de terem uma dieta rica em vitamina B17-amygdaline, ainda que sua base alimentar não seja o damasco, mas sim outros alimentos que contêm essa vitamina.

O sabor doce do damasco provém da elevada proporção de carboidratos e sacarose em sua composição, e, embora o processo de desidratação aumente a concentração de açúcar do damasco seco e reduza-lhe o conteúdo de vitaminas solúveis em água e sensíveis ao calor, como a vitamina C, outros nutrientes tornam-se mais concentrados, como potássio e vitamina A. É, então, considerado um dos melhores frutos para a saúde, fonte poderosa de nutrientes e de propriedades medicinais. Outra vantagem do damasco seco é que pode ser encontrado em qualquer época do ano e sua validade é maior. Faz parte até da dieta dos astronautas!

Fonte de fibras, o damasco é de fácil digestão e leve laxante. Além disso, contém alta concentração de vitamina A, que é ótima para visão, pele e todas as membranas e mucosas do corpo; também contém licopeno, que protege contra o câncer, particularmente de próstata, mama, laringe, esôfago e pulmão, e qualquer enfermidade pulmonar, principalmente asma.

Propriedades nutricionais

- Vitaminas: E-tocoferol, C-ácido ascórbico, A-retinol, B1-tiamina, B2-riboflavina, B3-niacina, B5-ácido pantotênico, B9-ácido fólico.
- Sais minerais: potássio (o seco, 33% da recomendação diária), ferro, fósforo, cálcio, magnésio, enxofre, boro, sódio e traços de cobre e zinco.
- Damasco seco e fresco: respectivamente, 230 e 35 kcal.

- Carotenoides (licopeno), hidratos de carbono (carboidratos, 15%), fibras (solúveis), quercetina, antocianina, catequina e ácidos fenólicos (antioxidantes).
- Pobre em proteínas (apenas 0,2%), mas suas sementes são ricas em gorduras.

Indicações terapêuticas

Para repor a energia

O damasco seco é indicado para quem pratica algum esporte com regularidade, pois repõe rapidamente a energia. Por conter baixo índice glicêmico, é alimento ideal para consumo antes ou depois da prática de atividades intensas (até cinco unidades).

Para catarata e problemas da visão (prevenção)

Comer diariamente uma a três unidades de damasco seco.

Para aliviar a compulsão por doces

Quando aparecer a vontade de comer doces, comer uma unidade de damasco seco.

Figo
(categoria: doce)

Características

São conhecidas mais de trinta variedades de figo, um fruto rico em enzimas e fibras que ajudam a digestão, bem como é ótimo para quem sofre de problemas ósseos. Além disso, é fonte de benzaldeído, agente anticancerígeno, e de polifenóis (flavonoides), antioxidantes que evitam o envelhecimento precoce e retardam a degradação celular causada por estresse, fumo e poluição.

O figo fresco possui muitas qualidades: contribui para normalizar os níveis de insulina; é um poderoso expectorante, laxante, digestivo, emoliente e diurético; protege o fígado; depura e desintoxica o sangue; e é nutritivo, porque apresenta grande quantidade de açúcar natural, aproximadamente 15%.

Já o figo seco, é excelente para recuperar o desgaste físico causado por atividades físicas intensas. Contudo, por ter o teor de açúcar aumentado em até 60% em relação ao fresco, deve ser evitado por pessoas com restrição de açúcar e por quem sofre de acidez no estômago e artrite. Além do valor calórico, o seu nível de minerais é triplicado; porém, a quantidade vitamínica reduz-se devido ao processo de desidratação.

Propriedades nutricionais

- Vitaminas: A-retinol, B1-tiamina, B2-riboflavina, B5-ácido pantotênico, C-ácido ascórbico.
- Sais minerais: potássio (385 mg), cálcio, fósforo, sódio, magnésio, cloro, ferro.
- Figo fresco e desidratado: respectivamente, 74 e 254 kcal.
- Benzaldeído e flavonoides (antioxidantes).

Indicações terapêuticas

Para furúnculos, abscessos e aftas

Assar um figo fresco durante meia hora, cortá-lo ao meio e aplicar sua polpa morna sobre a área inflamada, até que o furúnculo aponte. Fazer o mesmo sobre abscessos e aftas.

Para manchas brancas na pele

Aplicar sobre o local o leite da figueira, uma a duas vezes ao dia.

Para doenças do fígado e da vesícula

Comer o figo fresco várias vezes ao dia, longe das refeições.

Para ganhar peso

Comer figos frescos ou secos (preferencialmente) várias vezes ao dia. Para melhores resultados, misturá-los com castanhas e mel.

Para ativar a memória

Ingerir o figo fresco ou seu suco, adoçado com mel.

Framboesa

(categoria: ácida)

Características

A framboesa é refrescante, diurética e laxante, pois é rica em fibras solúveis, principalmente pectina, que, entre outros benefícios, ajuda a controlar os níveis de colesterol. Consumir regularmente essa fruta, ou no mínimo por três semanas, auxilia o organismo a tratar problemas de saúde como: câncer do esôfago, infarto e derrame cerebral.

Propriedades nutricionais

- Vitaminas: A-retinol, B1-tiamina, B5-ácido pantotênico, B9-ácido fólico, C-ácido ascórbico.
- Sais minerais: cálcio, ferro, fósforo, potássio.
- 52 kcal.
- Polifenóis flavonoides (antioxidantes): ácido elágico e antocianinas (na casca), quercertina, fibras (pectina).

Indicações terapêuticas

Para erisipela e gota

Pelo processo de decocção, ferver 30 g de folhas de framboesa em um litro de água. Aplicar no local afetado várias vezes ao dia.

Para doenças do fígado e da vesícula biliar

Comer framboesas várias vezes ao dia durante três semanas.

Contraindicações

Framboesas contêm ácido oxálico, que pode agravar o estado de quem tem pedras nos rins e na bexiga.

Fruta-do-conde

(categoria: semiácida)

Características

Rica fonte de carboidratos e de proteínas, a fruta-do-conde deve ser evitada por quem tem problemas renais. Em contrapartida, seu consumo é recomendado para pessoas com anemia, desnutridas, depressivas, com deficiência intelectual (ou mental), e para aumentar o apetite.

Propriedades nutricionais

- Vitaminas: B1-tiamina, B2-riboflavina, B5-ácido pantotênico, C-ácido ascórbico (128 mg).
- Sais minerais: magnésio, cálcio, ferro, fósforo, potássio.
- 69 kcal.
- Carboidratos, proteínas, aminoácidos (triptofano).

Indicações terapêuticas

Para cãibras

Preparar uma infusão com as folhas da fruta-do-conde e, depois de esfriar, aplicar no local afetado.

Para convulsões

Preparar uma infusão com as folhas da fruta-do-conde e tomar uma a duas xícaras de chá por dia.

Para reequilibrar o intestino e o estômago e evitar a desnutrição (tônico)

Tomar duas xícaras de chá das folhas da fruta-do-conde por dia ou comer o fruto maduro várias vezes ao dia.

Fruta-pão

(categoria: doce)

Características

Existem dois tipos de fruta-pão: uma sem sementes, chamada *apyrena*, e outra com sementes, chamada *seminífera*. Fruta de clima tropical (do tamanho de um coco verde grande), encontra-se facilmente no Nordeste brasileiro. É consumida cozida (recomenda-se, principalmente quando preparada no cozimento a vapor), frita ou assada.

É muito nutritiva – substituindo bem pão branco e outros tipos de pães –, rica em fibras e evita altos picos de insulina no sangue, porque libera glicose para a corrente sanguínea lentamente; dessa forma, o pâncreas tem menos trabalho para produzir o hormônio insulina.

Propriedades nutricionais

- Vitaminas: B1-tiamina, B2-riboflavina, B5-ácido pantotênico.
- Sais minerais: cálcio, magnésio, potássio, fósforo, ferro.
- 103 kcal.
- Fibras.

Indicações terapêuticas

Para intestino preso (laxante natural)

Comer no café da manhã a fruta-pão cozida e misturada com algumas fibras (como as do farelo de trigo).

Para furúnculos

Cozinhar fatias de fruta-pão, esperar esfriar um pouco e colocar sobre os furúnculos. Fazer duas a três aplicações por dia e, em seguida, aplicar argila verde no local afetado, deixando agir por cerca de uma hora e meia.

Para dores reumáticas

Preparar uma infusão com as folhas de fruta-pão e aplicá-las em forma de compressas sobre o local dolorido.

Goiaba
(categoria: semiácida)

Características

A palavra "goiaba" é originária da tribo indígena Aruaque, do Amazonas, que chama a fruta de *guayaba*. Com casca verde quando não está madura e amarela, quando está, sua polpa tem as tonalidades vermelha ou branca, dependendo do tipo, e muitas sementes duras que, quando ingeridas, não prejudicam a saúde.

Ao contrário, a goiaba é uma ótima fonte de fibras e proteínas, concentradas principalmente em sua casca, a qual apresenta três vezes mais proteínas e 40% mais fibras que a polpa. É recomendada também para regular as funções intestinais e para repor a vitamina C no organismo, principalmente a branca, que possui três vezes mais dessa vitamina que a laranja e o limão. A goiaba vermelha, por sua vez, é grande fonte natural de licopeno, substância que protege contra o câncer de mama e, principalmente, de próstata. Aliás, o seu suco é eficaz para prevenção de outros problemas relacionados à próstata, bem como combate diarreia, alergias, fadiga, hemorragias, e auxilia nos estados de convalescença.

Segundo a medicina natural, o consumo de goiaba e de seus produtos fortalece e equilibra o organismo, proporcionando coragem para enfrentarmos situações de grande perigo e certos mal-estares; isso porque harmoniza e reforça todos os chacras corporais, principalmente o do plexo solar, que, em situações de desarmonia orgânica, é o primeiro a ser afetado, permitindo a entrada e a atuação de forças astrais negativas em nosso campo energético. Por exemplo, o floral de goiaba evita que os bebês se assustem com facilidade, até com os movimentos bruscos dos adultos. Então, ao inalarmos seu aroma, ao comermos seu fruto ou tomarmos seu suco ou chás com as folhas da goiabeira, todo nosso organismo é beneficiado holisticamente.

> *Observação:*
> Segundo a filosofia iogue, chacras são centros energéticos do corpo humano que distribuem a energia (*prana*) por meio de canais (*nadis*) que nutrem órgãos e sistemas.

Outra curiosidade é que muitas pessoas têm ojeriza à goiaba ou a outras frutas que podem conter no seu interior larvas provenientes de um tipo de mosca que perfura as cascas e deposita ovos ali; porém, tais "bichinhos" só se alimentam da polpa da fruta, praticamente possuindo as mesmas propriedades dela. Portanto, comê-los não nos causa mal nenhum, pois, tão logo chegam ao nosso estômago, rapidamente são destruídos pelos ácidos digestivos. Saiba também que a presença deles indica que a fruta está livre de agrotóxicos, que fazem muito mais mal do que esses bichinhos inofensivos.

Propriedades nutricionais

- Vitaminas: A-retinol, B1-tiamina, B2-riboflavina, B6-piridoxina, C-ácido ascórbico (principalmente na casca: goiaba branca, 81 mg; vermelha, 46 mg).
- Sais minerais: cálcio, magnésio, fósforo, potássio, ferro, cobre, manganês, zinco.
- Goiaba vermelha e branca: respectivamente, 27,1 e 34,1 kcal.
- Carboidratos (apenas 16%), fibras, proteínas, carotenoides (licopeno).

Indicações terapêuticas
Para problemas na próstata

Bater no liquidificador uma goiaba vermelha com casca (lave-a bem) e um copo de água. Depois de coar, bater novamente o suco com uma colher (sopa) de pólen de abelhas e duas castanhas-do-pará. Tomar logo em seguida. Esse suco pode ser consumido uma vez por dia, por tempo indeterminado.

Outra opção é comer uma goiaba vermelha diariamente, mais de uma vez.

Para bruxismo (ranger os dentes durante o sono) e doença de Parkinson

Comer a goiaba branca, mais de uma vez ao dia, ou tomar dois copos por dia de seu suco.

Para infecções do aparelho respiratório

Bater no liquidificador uma goiaba branca com água. Depois de coar, adoçar com mel e tomar um a dois copos por dia.

Para hemorragias uterinas, incontinência urinária e diarreia

Preparar uma infusão com as folhas da goiabeira e tomar duas xícaras por dia.

Para inchaço das pernas e dos pés

Preparar uma infusão com uma porção de folhas da goiabeira e outra da planta carobinha. Após amornar, juntar os chás numa bacia e mergulhar os pés por cerca de vinte minutos.

Para tuberculose

Ingerir goiabas ao natural ou seu suco, diariamente.

Para diarreia

Preparar uma infusão com uma porção de brotos da goiabeira.

Para infecções

Pelo processo de decocção, cozinhar quatro goiabas brancas maduras em um litro de água fervente. Tampar o recipiente e deixar descansar por vinte minutos. Tomar uma xícara desse chá várias vezes ao dia. Se preferir, adoçar com uma colher (chá) de mel. Jamais utilizar qualquer tipo de açúcar nesta receita.

Para dor nas articulações

Pelo processo de decocção, cozinhar quatro goiabas brancas maduras em um litro de água fervente. Deixar descansar por três horas. Tomar esse chá várias vezes ao dia e repetir o processo entre quinze e noventa dias.

Para ajudar, preparar argila verde com água levemente aquecida e aplicar sobre o local afetado, uma vez por dia. Deixar agir por sessenta minutos.

Goji berry
(categoria: semiácida)

Características

Fruta de origem chinesa, o *goji berry* é tão poderoso como o nosso açaí. Seu consumo frequente retarda o envelhecimento, combate o cansaço físico e mental, gripes e resfriados. Além disso, previne alguns tipos de câncer, doenças do coração e o diabetes; protege contra males da visão; é anti-inflamatório; aumenta e fortalece a imunidade; é estimulante e revigorante; e regula os níveis de colesterol.

Quando desidratado, apresenta maior valor nutricional.

Propriedades nutricionais

- Vitaminas: A-retinol, B1-tiamina, B2-riboflavina, B6-piridoxina, C-ácido ascórbico.
- Sais minerais: ferro, selênio, cálcio.
- *Goji berry* fresco e desidratado: respectivamente, 366 e 321 kcal.
- Carotenoides (luteína e zeaxantina, antioxidantes), polissacarídeos e 18 aminoácidos.

> *Observações:*
> Os polissacarídeos (*poli* é um termo grego que significa "muitos") são compostos macromoleculares (moléculas gigantes) formados pela união de centenas de monossacarídeos. Os três polissacarídeos mais conhecidos dos seres vivos são amido, glicogênio e celulose.

Indicações terapêuticas

Para usufruir de todos os seus benefícios, adicionar uma colher (sopa) de *goji berry* em 200 ml de água, suco ou iogurte; ou ingeri-lo em cápsulas, duas vezes ao dia; ou, ainda, uma colher (sopa) dele puro por dia.

Graviola

(categoria: semiácida)

Características

Fruta procedente de regiões tropicais, principalmente da América Central e do Sul e do sudeste asiático, a graviola tem forma ovalada ou de coração, é predominantemente verde, mas fica escura quando ainda está verde e mais clara conforme vai amadurecendo; também possui sulcos e saliências em formato de espinho na casca e uma polpa branca, macia e suculenta, com pequenas sementes pretas. O seu sabor é agridoce e uma unidade pode chegar a pesar 8 kg.

Pode ser consumida ao natural ou seu suco. Se esta for a opção e quiser adoçá-lo, utilizar preferencialmente mel ou rapadura ralada.

O chá das folhas da gravioleira é utilizado para baixar as taxas de glicose sanguínea dos diabéticos e tem uma substância chamada acetogenina, utilizada no tratamento quimioterápico.

Propriedades nutricionais

- Vitaminas: B1-tiamina, B2-riboflavina, B3-niacina, B6-piridoxina, e C-ácido ascórbico.

- Sais minerais: cálcio, ferro, fósforo, magnésio, potássio.
- 66 kcal.
- Fibras, carboidratos, gorduras, água (82,9 g), carboidratos (14,7 g, principalmente frutose) e baixo teor de proteínas.

Indicações terapêuticas

Para diarreia, febre, hidropisia, diurese e carência de vitamina C

Ingerir a graviola madura ou dois a três copos de seu suco por dia, em espaços regulares.

Para o diabetes, hipertensão, câncer, vermes e parasitas

Preparar uma infusão jogando água fervente sobre uma colher (sopa) de folhas picadas, secas ou frescas, da gravioleira. Abafar o recipiente por quinze minutos e coar. Tomar duas a três xícaras de chá por dia, em espaços regulares.

No tratamento de câncer, esse chá é largamente utilizado pela medicina natural, ainda que não exista comprovação científica de sua eficácia. Portanto, não abandonar jamais o tratamento convencional.

Groselha

(categoria: ácida)

Características

Existem duas variedades dessa fruta: a preta (negra) e a vermelha, embora o valor nutricional de ambas seja semelhante. Compara-se ao *granberry* quanto às propriedades nutricionais.

Por conter ácido oxálico, a absorção dos seus nutrientes pelo organismo humano é um pouco prejudicada. É indicada para diabéticos, pois mantém a elasticidade e a resistência dos vasos sanguíneos; ajuda a prevenir a constipação e as infecções intestinais e da pele, e a manter as gengivas saudáveis.

Propriedades nutricionais

- Vitaminas: A-retinol, B2-riboflavina, B6-piridoxina, C-ácido ascórbico (na groselha preta, 180 mg; na vermelha, 30 g), E-tocoferol.
- Sais minerais: cálcio, fósforo, ferro, enxofre, magnésio, cloro, sódio.

- 36 kcal.
- Carboidratos e proteínas.

Indicações terapêuticas

Para gota

Tomar dois a três copos por dia de suco puro de groselha vermelha, ou comer a groselha preta ao natural.

Para tumores

Aplicar sobre o tumor cataplasma das folhas trituradas da groselha e cobrir com argila medicinal. No preparo da argila, usar o chá de folhas de groselha.

Para erisipela

Tomar dois a três copos por dia de suco puro da groselha vermelha. O primeiro copo pela manhã, em total jejum.

Para menopausa

Tomar dois a três copos por dia de suco puro de groselha preta.

Guaraná
(categoria: semiácida)

Características

A palavra "guaraná" provém do tupi-guarani *uarana* – "semelhantes (os frutos) a coquinhos". Também é conhecido por uruná e guaranaúva. Os índios usavam a pasta feita desse fruto para fins medicinais, por considerá-lo sagrado.

No Brasil existem duas variedades de guaraná – a Sateré e a Marabitana –, ambas utilizadas pela indústria alimentícia e farmacêutica. É muito comum nos estados do Pará e do Amazonas, e agora também o sul da Bahia desponta como grande produtor de guaraná.

Propriedades nutricionais

- Vitaminas: A-retinol, B1-tiamina, B3-niacina, E-tocoferol.
- Sais minerais: ferro, fósforo, magnésio, cálcio, potássio.
- 60 kcal.
- Sementes: alcaloides (como cafeína) e óleos essenciais.

Indicações terapêuticas

O Brasil apresenta uma biodiversidade incomparável, inclusive com várias plantas adaptógenas (cf. explicação no quadro), como a marapuama (*Ptycopetalum olacoides*), a catuaba (*Anemopaegama arvensia*), a pfafia (*Pfaffia paniculata*), o cacau (*Theobroma cacao*), o nó-de-cachorro (*Heteropteris*) e, entre outras, o guaraná (*Paullinia cupana*), que tem ação:

- antioxidante: contém *catequina*, substância que combate os radicais livres que destroem as células do corpo e aceleram o envelhecimento;
- antitumoral: impede a proliferação de tumores.
- afrodisíaca: dilata o calibre dos vasos sanguíneos, o que proporciona maior irrigação de sangue à região genital, facilitando assim a ereção; também contribui para melhorar a qualidade e quantidade do sêmen;
- reguladora do apetite: leva à saciedade em virtude de manter estáveis os níveis de glicose no sangue; seu consumo constante aumenta o gasto calórico.
- energética: contém *teobromina* e *cafeína*, substâncias estimulantes que aumentam a energia, a atenção e a resistência física e mental;
- vasodilatadora: contém *teobromina* e *teofilina*, substâncias que dilatam tanto os brônquios e os vasos pulmonares, por meio do relaxamento da musculatura lisa – o que auxilia o tratamento de doenças carac-

terizadas por broncoespasmo, como asma e enfisema pulmonar –, como elevam, no sistema cardiovascular, a capacidade das artérias coronárias e dos batimentos cardíacos; além disso, expandem os dutos sanguíneos, colaborando com o suprimento de oxigênio e nutrientes para todo o organismo, o que resulta no controle da pressão arterial e dos níveis de colesterol, bem como impede a formação de placas de gorduras e alivia dores de cabeça.

- preventiva: na medicina natural, vem sendo usado na prevenção da doença de Alzheimer e como coadjuvante na recuperação de seus sintomas.
- anti-inflamatória.

Observação:
O conceito de plantas "adaptógenas" teve início por volta de 1943, na antiga União Soviética. Os russos, na Segunda Guerra Mundial, iniciaram estudos científicos sobre várias plantas medicinais e suas substâncias, por meio da tradicional sabedoria milenar ayurveda, em razão da necessidade de encontrar tônicos para seus soldados e atletas, a fim de reduzir-lhes os danos causados pelo estresse e melhorar-lhes a cognição e o condicionamento físico. E, ainda que os resultados dessas pesquisas tenham sempre sido mantidos em total

sigilo, devido a sua importância estratégica, até hoje astronautas utilizam tais plantas no programa aeroespacial russo.

Então, podemos defini-las como responsáveis por auxiliar nosso organismo a se adaptar a situações de estresse emocional, fadiga mental, nervosismo, dificuldade de raciocínio e concentração, ao promoverem o equilíbrio do sistema imunológico. Portanto, são verdadeiros tônicos psicofísicos, com forte ação antioxidante no combate aos radicais livres.

Sendo assim, mesmo estando cada vez mais distantes da natureza e do que dela extraímos, deveríamos estudar seriamente as plantas medicinais, pois assim, por meio das descobertas e da utilização de seus ativos, com certeza, melhoraríamos nossa saúde sem sofrer os prejuízos decorrentes dos famigerados efeitos colaterais das drogas alopáticas.

O guaraná em pó, por sua vez, como resultado da trituração de suas sementes, apresenta grande quantidade de amido, tanino, metilxantina, cafeína, teobromina e teofilina, além de compostos bioativos, como flavonoides. Tais propriedades, além das qualidades já citadas, estimulam a liberação de dopamina e adrenalina na circulação sanguínea, melhorando a concentração e a capacidade física, dando ao corpo mais vigor e estímulo, deixando-o mais desperto e alerta. Por isso, é muito utilizado por estudantes e profissionais que enfrentam, respectivamente, longos períodos de estudo e extensas jornadas de trabalho, e por praticantes de atividades físicas intensas.

Sendo assim, para usufruir de todos esses benefícios é suficiente a ingestão diária de pequenas quantidades do produto. O indicado é uma colher (café) de pó de guaraná no período da manhã, uma vez que, em outros momentos, pode causar irritação e até insônia, devido a seu alto teor energético. Pode-se adicioná-lo a sucos, vitaminas ou diluí-lo em três dedos de água. Se preferir adoçar, priorize sempre o mel.

No mercado brasileiro, também é encontrado em cápsulas; porém, recomenda-se o consumo de forma descontinuada, ou seja, utilizar por vinte a trinta dias e abster-se por quinze, pela possibilidade de causar dependência de cafeína.

Contraindicações

Ainda que o guaraná proporcione muitos benefícios ao nosso organismo, recomenda-se que não seja consumido por hipertensos, diabéticos, gestantes, lactantes, crianças, epilépticos, pessoas com hipertireoidismo, úlcera, gastrite, ansiedade, arritmia cardíaca, cólon irritável, por possuir em sua composição *saponinas*, substâncias que, quando consumidas em excesso, podem causar nervosismo, taquicardia, aumento da pressão arterial, insônia e agravamento das patologias citadas.

Jabuticaba
(categoria: semiácida)

Características

A jabuticabeira, árvore nativa da Mata Atlântica que se desenvolve do sul de Minas Gerais até o Rio Grande do Sul, é conhecida por seus deliciosos frutos arroxeados. Tal coloração vem da enorme quantidade de antocianinas presentes em sua casca, a qual contém também grandes teores de pectina (fibras). Na polpa da jabuticaba, por sua vez, encontram-se minerais e vitaminas.

Portanto, a jabuticaba é uma fruta de grande valor nutricional. Por isso, pode-se consumi-la ao natural, chupando-a com a casca, tirando maior proveito de todas as suas propriedades, ou tomar seu suco, dois a três copos por dia, batendo a fruta no liquidificador com a casca e com um pouco de água.

Observações:
- Como "amiga" do coração, a jabuticaba ganha disparado da uva e do vinho, pois, apesar de conter os

mesmos pigmentos benfeitores presentes em ambos (as antocianinas), ela os concentra em proporções bem maiores.

- A jabuticaba tem as propriedades modificadas tão logo é arrancada da árvore; isso porque, por possuir bastante açúcar, começa a fermentar assim que é colhida. O melhor, então, é chupá-las no pé ou então guardá-la em embalagem plástica, dentro da geladeira. E não esqueça: só devemos lavá-la no momento de consumi-la, pois azeda facilmente.
- Outra boa opção é consumi-la em geleias. Contudo, é preciso cuidado ao cozinhá-la, pois perde as tão benéficas propriedades das antocianinas quando aquecidas acima de 100 graus.

Propriedades nutricionais

- Vitaminas: B1-tiamina, B2-riboflavina, B5-ácido pantotênico, C-ácido ascórbico.
- Sais minerais: fósforo, potássio, cálcio, magnésio, ferro, sódio.
- 45 kcal.
- Carboidratos, proteínas, fibras (pectina), polifenóis flavonoides (antocianinas).

Indicações terapêuticas

Para inflamação da garganta

Preparar uma infusão com uma colher (sopa) de folhas da jabuticabeira para duas xícaras de água. Ferver por três minutos, esperar amornar e fazer gargarejos duas a três vezes ao dia.

Para angina, erisipela e disenteria

Preparar uma infusão com uma porção de cascas da jabuticaba e uma xícara de água, tomando esse chá duas a três vezes ao dia.

Jaca
(categoria: doce)

Características

Acredita-se que a jaca tenha origem indiana. Existem dois tipos de jaca: a dura, que produz frutos maiores, e a mole, com frutos menores e geralmente mais doces.

É uma fruta muito energética, estimulante e considerada por alguns afrodisíaca, pois possui muitas qualidades nutricionais: concentra bom aporte de fibras que facilitam a digestão, tornando-a um verdadeiro laxante natural; age na formação, na construção e na manutenção de ossos e cartilagens; é um importante alimento principalmente para as mulheres durante a gestação e a lactação; e combate a TPM (Tensão Pré-Menstrual) e a anemia.

Também é rica em zeaxantina e luteína, antioxidantes vitais para manter perfeitas as funções oculares; em lectina, que fortalece o sistema imunológico; e em saponina, potente agente anticancerígeno.

Já seus caroços contêm substâncias antioxidantes e são ricos em nutrientes, podendo ser comidos assados ou cozidos, no vapor ou pelo sistema convencional.

A jaca tem como principal fonte de açúcar a frutose, mas também contém sacarose (em menor quantidade), as quais fornecem energia e revitalizam o corpo. Estas condições a tornam preciosa para crianças, jovens e adultos; porém, por ser rica em carboidratos, não é indicada a diabéticos.

Evite ingeri-la à noite e, preferencialmente, não a misture com outros alimentos, frutas ou bebidas, para facilitar a digestão. As orientações são: mastigar bem, não adicionar açúcar nem sal e sempre comê-la uma hora antes das refeições ou duas horas depois. Esta é a fórmula para deixar o corpo imunizado contra anemia, constante cansaço, fadiga e desmaios.

Propriedades nutricionais

- Vitaminas: A-retinol, B1-tiamina, B2-riboflavina, B3-niacina, B5-ácido pantotênico, B6-piridoxina, B9-ácido fólico, C-ácido ascórbico (20 mg), E-tocoferol, K-naftoquinonas.
- Sais minerais: ferro (45 mg), cálcio (30 mg), fósforo (20 mg), magnésio, manganês.
- 95 kcal.
- Proteínas (3 g), fibras, água (80%), carotenoides (zeaxantina, luteína, lectina), saponinas.

Indicações terapêuticas
Para anemia e prisão de ventre

Uma a três vezes ao dia, comer uma porção de jaca ao natural ou tomar seu suco, batendo no liquidificador 100 g de polpa, um copo de água e uma colher (sopa) de melado de cana.

Outra opção é cozinhar caroços de jaca (pode ser no vapor), triturá-los e ingerir uma colher (sopa) desse preparado por dia. É indicado principalmente para anemia ferropriva (carência do mineral ferro). Para as mulheres, após a menstruação, irá repor todo o ferro perdido.

Para dermatoses (problemas da pele)

Bater no liquidificador 100 g de polpa de jaca com um copo de água. Ingerir esse suco duas a três vezes ao dia, o qual melhora também o tônus da pele.

Para problemas respiratórios, tosse e garganta irritada

Bater no liquidificador 100 g da polpa de jaca, um copo de água e adicionar folhas de hortelã miúda (cinco a oito folhas) ou uma colher (chá) de mel de abelhas jataí. Se preferir, pode coar e tomar em seguida. Recomenda-se um a dois copos por dia, quando necessário ou simplesmente como preventivo.

Para energizar

Bater no liquidificador 100 g de polpa de jaca, um copo de água e uma colher (café) de guaraná em pó. Tomar pela manhã. Se preferir, adoçar com mel.

Para tosse e como expectorante

Preparar um xarope de jaca, cozinhando sua polpa no vapor por cerca de trinta minutos. Depois de retirar do fogo, coletar o extrato que está no fundo da travessa, deixar esfriar e adicionar duas colheres (sopa) de mel para 500 ml desse extrato da jaca.

Adultos devem ingerir duas a três colheres (sopa) por dia. Já as crianças, uma colher (chá) duas a três vezes ao dia.

Para melhorar a visão e prevenir a degeneração macular

Consumir jaca ou seu suco puro com frequência.

Jambo

(categoria: semiácida)

Características

Originária da Malásia, o jambeiro é uma árvore cônica que pode atingir até 15 metros de altura e produzir frutos por mais de vinte anos; por isso, é adorada por passarinhos e por outras espécies de aves. Suas folhas possuem tonalidade verde intenso e são muito bonitas, assim como suas flores, que têm tons vermelho, rosa, amarelo e branco, o mais raro no Brasil. Já seu fruto, o jambo, pelo formato lembra a pera, com casca fina, polpa branca e macia, e seu sabor é adocicado, gostoso e suculento. Pode ser consumido ao natural, e dessa forma alimenta sem engordar, ou em sucos, geleias, compotas, doces; com ele também se produz aguardente e álcool.

Propriedades nutricionais

- Vitaminas: A-retinol, B1-tiamina, B2-riboflavina, B3-niacina.
- Sais minerais: ferro, cálcio, magnésio, fósforo, potássio, manganês, cobre.

- 50 kcal.
- 20% de fibras (pectina), proteínas, polifenóis flavonoides (antocianinas).

Indicações terapêuticas

O jambo é rico em antioxidantes, que protegem e fortalecem o sistema imunológico e evitam o envelhecimento precoce, e também em vitamina C, coadjuvante muito poderosa na produção do colágeno. Além disso, seu consumo é indicado para diabéticos (baixo valor calórico), para regularizar as funções intestinais (grande quantidade de fibras), para combater tosse, dor de cabeça, problemas respiratórios, e até na prevenção de câncer. Ainda, por possuir bom aporte de ferro, é recomendado para prevenção e combate da anemia ferropriva.

Para todos os casos mencionados, recomenda-se consumi-lo ao natural ou seu suco puro, com frequência.

Curiosidade:
No estado de São Paulo, existe uma cidade chamada Jambeiro (antigo bairro da cidade de Caçapava), localizada no vale do Paraíba, com aproximadamente 20 mil habitantes, que se desenvolveu em função da produção de café.

> Quando estive lá, procurei saber qual a origem de seu nome, e moradores antigos me informaram que existira ali um jambeiro que servia de descanso e ponto de referência aos viajantes tropeiros. Daí o nome da cidade. Infelizmente, fora retirado e destruído.

Jamelão

(categoria: ácida)

Características

Também conhecido como jambolão, jamborão, manjelão, azeitona roxa, azeitona preta, ameixa roxa, topin, baga-de-freira, brinco-de-viúva ou guapê, o jamelão é uma árvore natural da Índia que pode chegar a 20 metros de altura, com diâmetro entre 60 e 90 centímetros. No Brasil, é encontrada principalmente na região Nordeste e Norte; na região Sudeste é rara e na região Sul não há indícios de sua existência. Isso se deve ao frio peculiar dessas regiões.

Com fruto semelhante à azeitona, quando maduro, é adocicado. É muito consumido ao natural ou como suco, vinho, vinagre, licor, geleia, doce e ingrediente de tortas.

O jamelão pode ser incluído na alimentação diária para prevenir e ajudar a tratar algumas enfermidades, inclusive no controle do diabetes tipo 2. Como antioxidante, sua ação é superior ao mirtilo e à amora-preta, e concentra suas substâncias mais na semente do que na polpa e na casca.

Propriedades nutricionais

- Vitaminas: B1-tiamina, B2-riboflavina, B3-niacina, B6-piridoxina, C-ácido ascórbico.
- Sais minerais: cálcio, magnésio, ferro, fósforo, cobre, enxofre.
- 73 kcal.
- Polifenóis flavonoides (antocianinas), fibras, proteínas, ácido gálico, eugenol.

Observação:
Eugenol é uma substância oleosa com efeitos medicinais que auxilia no tratamento de náuseas, flatulências, indigestão e diarreia. Com propriedades bactericidas, antivirais, antissépticas, antifúngicas, antianêmicas, antialérgicas, anti-inflamatórias e diuréticas, também é usado como anestésico para alívio de dores de dente.

Indicações terapêuticas

Para diabetes, gases, disenteria, problemas estomacais

Preparar uma infusão jogando aproximadamente uma xícara de água fervente sobre uma colher (sopa) de folhas secas de jamelão. Tampar por quinze minutos e tomar duas xícaras de chá por dia, antes das refeições, com espaços entre elas.

Diabéticos, mulheres grávidas e lactantes não devem nunca ultrapassar essa quantidade e, se for o caso, monitorar frequentemente os níveis de açúcar no sangue, pois pode causar hipoglicemia.

Jatobá
(categoria: doce)

Características

Árvore que produz um fruto do qual se comem as sementes, ricas em cálcio, em quantidade três vezes maior do que o leite de vaca.

Existem duas espécies conhecidas de jatobá no Brasil, as quais possuem as mesmas propriedades medicinais.

- Hymenaea Courbaril: É encontrada na Mata Atlântica e na Amazônia
- Hymenaea Stigonocarpa: É encontrada no Cerrado e no Nordeste do Brasil.

Esta árvore possui tronco reto e atinge entre 30 a 40 metros de altura. Seu fruto é comestível, e apresenta-se sob a forma de uma baga. Sua polpa contém principalmente os minerais fósforo e cálcio. Sua fonte de cálcio é três vezes maior que a do leite de vaca. Uma curiosidade: quando o jatobá morre, ele não apodrece devido à sua natureza como antifúngico.

Inicialmente, convém frisar que tintura ou extrato alcoólico da casca de jatobá não possui o mesmo valor nutricional existente na seiva, portanto, aí temos produtos totalmente distintos.

O jatobá contém uma seiva/resina, conhecida como jutaicica, que é obtida perfurando-se o tronco. Essa seiva/resina é também expelida pelo tronco e ramos, naturalmente, em grandes quantidades.

A seiva verdadeira possui em sua composição 45 sais minerais, tem cor de vinho, gosto de madeira, com sabor levemente adocicado.

Benefícios da seiva de jatobá:
- É tonificante.
- Excelente contra a debilidade geral do organismo.
- Fortalece e recupera a memória.
- Fortalece os pulmões, deixando-os mais fortes.
- Combate problemas respiratórios.
- Combate problemas urinários.
- Combate cistite.
- Fortalece o sistema imunológico de forma inacreditável.

Em crianças, a seiva do jatobá fortalece-as. Pode recuperá-las de deficiências apresentadas desde o seu nascimento como: falta de capacidade mental e de aprendizado, melhorando a concentração e o foco.

Para preparar a seiva, junte uma colher de chá da seiva para um copo de água. Se quiser pode adoçar com mel (diabéticos não use mel) e mexer bem.

Adultos podem consumir até três copos durante o dia, quinze minutos antes das refeições.

Crianças podem ingerir um copo durante o dia, quinze minutos antes de uma das refeições.

Propriedades nutricionais

- Vitaminas: C-ácido ascórbico.
- Sais minerais: fósforo, cálcio, magnésio, potássio, ferro.
- 119 kcal.

Indicações terapêuticas

Para afecções pulmonares e cistite aguda

Preparar um suco com uma colher (café) de seiva do jatobá e um copo de água. Os adultos, tomar um a dois copos por dia; já para as crianças basta um copo. Se preferir, adoçar com mel.

Para faringite, asma e prostatite

Em um litro de água adicione duas colheres (sopa) da casca de jatobá, deixe ferver por 15 minutos, esfriar e coar. Beber uma xícara duas vezes durante o dia.

Para tosse

Mastigue a casca.

Para bronquite, pneumonia, asma, diarreia, gripe, cistite, catarro preso, fraqueza, câncer de próstata.

Ferver 20 gramas da casca em um litro de água por quinze minutos. Beber um copo do chá por três vezes durante o dia em espaços regulares.

Jenipapo
(categoria: semiácida)

Características

O jenipapo pode ser consumido ao natural ou como suco. Dele também se produz um ótimo licor, encontrado principalmente no Nordeste brasileiro, e é utilizado por algumas tribos indígenas brasileiras para enegrecer o rosto e o corpo.

A quantidade de ferro existente no jenipapo supre as nossas necessidades diárias, se fizermos uso constante dele.

Propriedades nutricionais

- Vitaminas: B1-tiamina, B2-riboflavina, B5-ácido pantotênico, C-ácido ascórbico.
- Sais minerais: cálcio, magnésio, ferro.
- 113 kcal.

Indicações terapêuticas

Para bronquite

Preparar um xarope com três jenipapos cortados em pedaços, quando não estiverem totalmente maduros, adicionando um limão galego com casca, cortado em cubinhos, e dois litros de água. Deixar cozinhar por aproximadamente quarenta minutos em fogo baixo. Retirar do fogo, deixar esfriar e adicionar mel.

Os adultos, ingerir uma colher (sopa) duas a três vezes ao dia; as crianças, uma colher (chá) uma a três vezes ao dia.

Para enjoo da gravidez e asma

Cozinhar o suco do jenipapo até que se reduza à metade. Ingerir uma colher (sopa) desse preparado, ainda morno, a cada duas horas.

É tão eficaz contra os enjoos que chega a eliminá-los.

Para anemia

Tomar um copo do suco de jenipapo várias vezes ao dia. Se preferir, adoçar com uma colher (chá) de melado de cana.

Para enterite (inflamação na parede do intestino delgado) crônica

Tomar um copo de suco de jenipapo várias vezes ao dia. Se preferir, adoçar com mel.

Para elefantíase

Ingerir 200 ml de suco de jenipapo, quatro vezes ao dia.

Como afrodisíaco

Preparar um suco batendo no liquidificador três jenipapos, uma colher (chá) de *Tribulus terrestris*, uma colher (chá) de mel e um copo de água. Tomar uma vez por dia.

Kiwi
(categoria: semiácida)

Características

O kiwi é rico em vitamina C (duas vezes mais que a laranja), fundamental para que nosso organismo possa produzir colágeno. É também uma fonte considerável de betacaroteno, o precursor da vitamina A. Lembrando que essas vitaminas são sintetizadas no intestino.

O kiwi contém também uma enzima chamada actinidina, que ajuda os processos digestivos. Além disso, possui propriedades antioxidantes que agem contra o câncer de mama e de estômago; é estimulante do apetite; anti-inflamatório; levemente laxativo; contribui para equilibrar a tensão arterial; aumenta as defesas do organismo na prevenção de gripes e constipações; e faz bem a todo o sistema cardiovascular.

É uma das poucas frutas que têm coloração verde quando madura, sendo a clorofila responsável por isso, a qual produz, ainda, uma substância chamada *clorofilina*, um potente inibidor da aflatoxina B1, substância cancerígena.

> *Observações:*
>
> As aflatoxinas representam a principal classe de micotoxinas e são produzidas por quatro espécies de fungos do gênero *Aspergillus*: *Aspergillus flavus*, *Aspergillus nomius*, *Aspergillus parasiticus* e *Aspergillus pseudotamaril*. Também existe a aflatoxina M1, resultante do metabolismo da vitamina B1, presente no leite de origem animal e seus derivados.
>
> As micotoxinas, por sua vez, causam a chamada micotoxicose, enfermidade proveniente de fungos e que se adquire através da contaminação de alimentos. Ela pode afetar seriamente o organismo, por exemplo, prejudicando o crescimento e outras funções do organismo, inclusive sendo a responsável por desenvolver certos tipos de tumores fatais.

O kiwi pode ser ingerido ao natural ou seu suco, a qualquer hora do dia. Contudo, para obter melhor seus benefícios, é primordial obedecer às leis do metabolismo (citadas no início da obra), ingerindo-o, como as demais frutas, sempre entre trinta minutos e uma hora antes das refeições, ou duas horas depois.

Propriedades nutricionais

- Vitaminas: A-retinol, B2-riboflavina, B5-ácido pantotênico, B6-piridoxina, B9-ácido fólico, C-ácido ascórbico.

- Sais minerais: potássio, magnésio, cálcio, zinco, ferro, fósforo, sódio.
- 61 kcal.
- Aminoácidos (glutamato ou ácido glutâmico e arginina), enzimas (actinidina), clorofilina.

Indicações terapêuticas
Para reposição de sais minerais

Após caminhadas e práticas de qualquer atividade que promova transpiração intensa, ocorrem perdas significativas de sais minerais como potássio, magnésio, zinco, ferro e sódio. Então, comer três a quatro kiwis ou tomar um copo do seu suco puro após tais práticas, praticamente, repõe no organismo todos os minerais perdidos.

Laranja
(categoria: ácida)

Características

A laranja faz parte do grupo *citrus*, junto com o limão, a lima, a cidra, o grapefruit etc. Todas as variedades de laranja possuem formas arredondadas e casca fibrosa, e as mais cultivadas e conhecidas no Brasil são:

- laranja-pera: é menor que os outros tipos, possui casca fina, lisa e polpa suculenta, com sabor adocicado, sendo especial para o preparo de sucos;
- laranja-baía (laranja-de-umbigo): com casca cor amarelo-gema, caracteriza-se por ter uma saliência no ápice; é a que tem maior teor de vitamina C, e sua polpa é muito suculenta, com sabor adocicado;
- laranja-seleta: para ser consumida ao natural ou em suco, é bem suculenta e adocicada;
- laranja-da-terra (também conhecida como laranja-cavala, laranja-azeda): bem suculenta e ácida, tem forma achatada;

- laranja-bardo: menor que a laranja-pera, é muito suculenta e ótima para o preparo de sucos;
- laranja-lima: possui casca fina, sabor suave, é muito suculenta e, dentre os vários tipos de laranjas, é a menos ácida e com alto teor de vitamina C, o que, além de trazer inúmeros e incontestáveis benefícios à saúde, é recomendada em especial a gestantes e bebês.

A vitamina C é o elemento mais importante da laranja, que se oxida e se perde facilmente. Para que isso não ocorra e se possa aproveitar melhor suas qualidades nutritivas, devemos tomar alguns cuidados:

- consumi-la sempre quando estiver no ponto certo de maturação;
- só descascá-la no momento de consumi-la;
- ao cortá-la, utilizar faca com lâmina de aço inoxidável, pois outros metais agem sobre a vitamina C, eliminando-a;
- a laranja, quando consumida como sobremesa, pode causar perturbações digestivas.

A laranja corrige a excessiva acidez do organismo, estimula os sistemas circulatório e digestivo, combate inflamações das artérias e ativa o trabalho das glândulas segregadoras de suco gástrico, facilitando, dessa maneira, a digestão e as funções intestinais. Para gota, é indicada por sua riqueza em minerais e substâncias neutralizantes, que agem eliminando o ácido úrico. Também é eficaz no combate ao escorbuto (falta de vitamina C), a gripes, resfriados, febres, e benéfica para as vias respiratórias e para o sistema nervoso.

Podemos comê-la ao natural, e nesse caso o bagaço deve ser muito bem mastigado, ou tomar seu suco, imediatamente após feito, evitando adoçá-lo.

As folhas, flores e sementes também possuem propriedades medicinais.

Propriedades nutricionais

A quantidade de nutrientes difere conforme o tipo de laranja; porém, todas possuem bons valores de sais minerais e vitaminas.

- Vitaminas: A-retinol, B1-tiamina, B2-riboflavina, B5-ácido pantotênico, C-ácido ascórbico.
- Sais minerais: cálcio, potássio, fósforo, sódio, enxofre, magnésio, cloro, silício, ferro.
- 37 kcal.
- Composto fenólico hesperedina, ácido cítrico.

Indicações terapêuticas

Antiespasmódico (acalma as dores do estômago e diminui os gases)

Preparar uma infusão jogando aproximadamente uma xícara de água fervente sobre 3 g de flor de laranjeira, 3 g de tília e 3 g de camomila. Tampar por cerca de dez minutos, coar e adoçar com mel. Se as dores forem muito fortes, ingerir uma xícara de hora em hora.

Para insônia e agitação infantil

Preparar uma infusão jogando aproximadamente uma xícara de água fervente sobre 2 g de folhas de laranjeira. Tampar por cerca de dez minutos, coar e adoçar com mel. Tomar o chá trinta minutos antes de deitar-se.

Para falta de ar

Bater no liquidificador o suco de uma laranja (puro) com dois galhos de salsa e tomar imediatamente.

Para esteatose (gordura no fígado)

Bater no liquidificador uma laranja-lima da pérsia com 100 ml de água. Coar e tomar em jejum. Alimentar-se quinze minutos depois. Pode-se ingerir o suco por quinze dias consecutivos, evitando nesse período o consumo de frituras, alimentos gordurosos, açúcar, álcool e tabaco. E praticar alguma atividade física também ajuda, como, por exemplo, caminhar diariamente por no mínimo trinta minutos.

Para vermes e dor de cabeça

Pelo processo de decocção, cozinhar as sementes de laranja com um copo de água. Tomar uma a duas xícaras de chá por dia.

Diabetes e colesterol alto

Preferencialmente, chupar a laranja em vez de tomar o suco.

Lichia

(categoria: doce)

Características

De origem chinesa, a lichia é um fruto pequeno, de casca fina, mas rugosa e dura, com uma cor vermelho-rosada intensa. A polpa é gelatinosa, translúcida, com excelente sabor e contém grande quantidade de água, ótima para repor o líquido perdido pelo organismo nos dias mais quentes. Também possui a substância *cianidina*, que regula as células de gordura, tornando-a uma boa coadjuvante nos processos de emagrecimento.

Outras qualidades da lichia são que ela abre o apetite, favorece a digestão e estimula o sistema imunológico. Contudo, por seu alto teor de potássio, seu consumo não é indicado para portadores de problemas renais.

Propriedades nutricionais

- Vitaminas: B1-tiamina, B2-riboflavina, B3-niacina, B6-piridoxina, C-ácido ascórbico (abundante: 73 mg), E-tocoferol, K-naftoquinonas.

- Sais minerais: potássio (172 mg), cálcio, magnésio, ferro, cobre, manganês, fósforo, selênio, zinco.
- 66 kcal.
- Cianidina, água, fibras, proteínas, e baixa quantidade de carboidratos.

Indicações terapêuticas

Para problemas relacionados à visão, principalmente em casos de degeneração macular

Bater no liquidificador 100 g da polpa da lichia com uma colher (sopa) de semente de linhaça. Tomar um copo desse suco por dia. Se preferir adoçar, utilizar o mel de abelhas jataí.

Para diarreia

Pelo processo de decocção, cozinhar algumas cascas de lichia com um copo de água, deixando ferver por alguns minutos. Tomar até melhorar.

Para orquites (inflamação dos testículos)

Ralar uma colher (chá) do caroço da lichia e juntar a uma xícara de água. Deixar ferver por três minutos. Tomar duas a três xícaras ao dia.

Para tosse

Tomar o suco natural de lichia adoçado com mel de abelhas jataí.

Licuri

(coquinho) (categoria: oleaginosa)

Características

Palmeira que pode chegar a 20 metros de altura, o licuri é encontrado nos estados de Pernambuco, Sergipe, Bahia, Alagoas e norte de Minas Gerais. Produz cachos repletos de um coquinho pequeno que, no seu interior, tem uma castanha muito benéfica à saúde humana, com valor nutricional bem semelhante ao açaí, além de conter fibras e apresentar altíssimo valor proteico. Além disso, essa castanha (amêndoa) produz um óleo similar ao de coco, rico em ácido láurico e ácido caprílico.

Propriedades nutricionais

- Vitaminas: A-retinol, B2-riboflavina, B3-niacina, E-tocoferol, C-ácido ascórbico.
- Sais minerais: cálcio, magnésio, ferro, cobre, manganês, selênio, fósforo, potássio, zinco (os três últimos possuem índices mais elevados do que no açaí).
- Fibras, proteínas, ácido láurico, ácido caprílico.

Indicações terapêuticas

O licuri possui muitas qualidades:

- é um hidratante natural: protege a pele, aumentando-lhe a suavidade e a elasticidade, reduz marcas de expressão e é eficaz no combate às rugas;
- a água existente no coquinho verde é largamente utilizada como colírio ou externamente para combater irritações e inflamações dos olhos;
- sua polpa fortalece o sistema imunológico e nervoso;
- a perfeita combinação de seus sais minerais fortalece os ossos, sendo uma barreira contra problemas cardíacos e artrite;
- pela medicina natural, é utilizado com grande eficácia contra o lúpus;
- possui ácidos graxos capazes de evitar a arteriosclerose (acúmulo de gorduras, colesterol e outras substâncias nocivas nas paredes e no interior das artérias).

Com tantas qualidades e outras conhecidas popularmente, lamenta-se que o Brasil, mais uma vez, demonstre pouco interesse naquilo que a natureza lhe presenteia. O coquinho do Licuri, outra dádiva da natureza, de valor nutricional imensurável, poderia acabar com a desnutrição no mundo, se as pessoas o comessem todos os dias. Lamentavelmente, ele continua no anonimato.

Limão
(categoria: ácida)

Características

Existem cerca de setenta variedades de limão; dentre elas se destacam o taiti, o siciliano, o galego, o cravo etc.

Para a medicina natural, o seu valor é incontestável e os benefícios estendem-se quando usado em sucos, chás, para temperar saladas, ou quando se utiliza de sua casca, que contém propriedades preventivas e curativas, com ações antibióticas, bactericidas e fungicidas. Contudo, uma dessas propriedades é o limoneno, um óleo que pode irritar a pele de pessoas sensíveis. Portanto, elas devem evitar o consumo de "limonada suíça", feita com o limão inteiro batido no liquidificador.

Mas quem nunca tomou um chá com limão ou a tão conhecida limonada? Infelizmente, há quem os troque por alimentos destrutivos; por exemplo, os refrigerantes, impregnados de açúcar e sódio que nosso organismo demora a eliminar naturalmente. Por isso, inúmeras doenças se instalam sorrateiramente. Normalmente, por dia o organismo humano consegue no máximo eliminar 0,5 g de açúcar contido nos refrigerantes; em alguns tipos, o açúcar ali contido chega a 25 g. E o restante desse açúcar? Será que evapora, desaparece do nosso organismo sem ao menos deixar vestígios? Não. Espere, tenha paciência e verá ao longo da vida os danos causados ao corpo, que dificilmente terão conserto. Esses danos se manifestam por meio de gastrite, osteoporose, diabetes, cárie dentária, obesidade, entre outros males. E esse alto teor de açúcar não só deforma o corpo como também, ao longo do tempo, interfere no *ciclo circadiano*; como consequência, com o avançar da idade surgirá a insônia. O mesmo acontece a quem o açúcar é parceiro constante na vida, principalmente o refinado e o cristal. E também a quantidade excessiva de sódio necessária nos refrigerantes, tanto nos tipos tradicionais como principalmente nas versões light, diet e zero, causa retenção hídrica e, a longo prazo, é um dos principais fatores ligados ao desenvolvimento da hipertensão arterial.

Observação:
O ciclo ou ritmo circadiano é o período aproximado de 24 horas no qual se baseia o ciclo biológico de quase todos os seres vivos. Influenciado entre o dia e a noite pela variação de luz, temperatura, marés e ventos, ele regula todos os ritmos materiais, bem como muitos dos ritmos psicológicos humanos, com enorme influência sobre, por exemplo, a digestão ou o estado de vigília e sono, a renovação das células e o controle da temperatura corporal.

Portanto, precisamos ter responsabilidade e respeito por nós mesmos, e evitar os alimentos refinados, impregnados de gorduras artificiais, conservantes, corantes, acidulantes, espessantes e tantas outras substâncias com tais características. A verdade é que, o mal que esses produtos "gostosos" e fáceis de preparar causam só conheceremos depois de muito uso.

Entretanto, o sangue não quer saber de comida gostosa, mas de alimentos que possam nos nutrir e nos fortalecer, e, com certeza, são aqueles mais naturais e orgânicos. Então, é preciso tomar muito cuidado, não entrar na "onda" da mídia, até porque a maioria não vê, não pensa, não percebe, age mesmo por impulso. Mas, se verdadeiramente você deseja mudanças, não adianta só ler este texto e aprender sozinho; sua parte não se resume nisso. Chame seus sobrinhos, netos, filhos ou jovens que até mesmo não conheça, e fale, ensine-lhes isso. Dessa maneira, com certeza, estará contribuindo para uma geração mais forte e equilibrada, mais bonita e mais feliz.

Dessa forma, antes de apresentarmos algumas propriedades nutricionais e indicações terapêuticas do limão, saiba que ele só nos causa bem, melhora nossa qualidade de vida, e que seus nutrientes não são encontrados em *fast-foods* ou bares, uma vez que seus resultados aparecem quando utilizado sozinho ou com alimentos do reino vegetal, isto é, não é compatível com refrigerantes, bebidas alcoólicas, produtos artificiais, refinados ou químicos.

Propriedades nutricionais

- Vitaminas: A-retinol, B1-tiamina, B2-riboflavina, B3-niacina ou PP (previne e combate pneumonia), B5-ácido pantotênico, C-ácido ascórbico.
- Sais minerais: potássio, cálcio, fósforo, ferro, silício, magnésio, iodo, cobre, sódio.
- 29 kcal.
- Ácido cítrico, composto fenólico hesperedina.
- Folhas do limão: saponinas, flavonoides (tanino), macronutrientes, micronutrientes, alcaloides.

Indicações terapêuticas

Para azia

Tomar um copo de suco de limão diluído em água, sem adoçar, duas vezes ao dia, longe das refeições.

Para enjoo

Fazer um corte na casca do limão e cheirar continuadamente, até o odor desaparecer.

Para varizes e também como prevenção delas

Ingerir um copo de suco de limão, sem adoçar, uma a duas vezes ao dia, longe das refeições.

Para emagrecimento

Ingerir o suco de meio limão em um copo de água morna, de manhã, em jejum. Elimina, em média, um quilo por mês.

Para ajudar no processo, excluir da dieta pão branco, açúcar e margarina. Em dois ou três dias, já se percebem os benefícios.

Para diminuir a oleosidade do couro cabeludo e a caspa

Aplicar sobre a cabeça o suco puro de um limão.

Para excesso de suor nas axilas, pés e mãos (hiper-hidrose)

Colocar em um pires um pouco de cinzas de carvão, adicionar o suco puro de um limão-galego e misturar bem. Aplicar nas partes afetadas.

Para água no joelho

Longe do sol ou à noite, cortar um limão e massagear a região do joelho com a polpa da fruta, quantas vezes quiser.

Outra ótima opção é preparar argila verde com o suco puro de um limão, envolvendo o joelho com a pasta. Deixar agir por sessenta minutos.

Para infecção no intestino

Longe das refeições, tomar o suco de um limão-taiti espremido, sem açúcar, lentamente.

Para pneumonia

Como se trata de uma infecção nos pulmões, pode ser causada por vírus, bactérias, fungos ou por reações alérgicas.

Então, tomar dois a três copos do suco de limão, longe das refeições, ou uma a duas xícaras de chá das folhas do limoeiro (infusão), por dia; se preferir, adoçar com mel.

Para insônia, nervosismo

Preparar uma infusão com as folhas do limoeiro. Tomar uma a duas xícaras desse por dia; se preferir, adoçar com mel.

Para aumentar os níveis de hemoglobina e de glóbulos vermelhos do sangue

Preparar uma infusão com as folhas do limoeiro. Tomar uma a duas xícaras desse chá por dia.

Para aumentar a imunidade

Tomar diariamente um a dois copos de suco de limão de manhã (não em jejum) e à noite, sempre adoçado com mel. Inclusive, é indicado para estudantes na época do vestibular e para quem trabalha durante à noite ou faz bastante esforço mental.

Para prevenção de doenças respiratórias, enxaqueca, pedras nos rins, cálculo biliar, escorbuto, reumatismo, angina e hipertensão

Tomar, por um longo período, o suco puro de limão pela manhã (não em jejum) e à noite, sempre adoçado com mel.

Para limpar o intestino e o fígado e estimular os rins

Preparar uma infusão com as folhas do limoeiro. Tomar uma a duas xícaras desse chá por dia.

Com ação antialérgica, anti-inflamatória e sedativa

Preparar uma infusão com as folhas do limoeiro. Tomar uma a duas xícaras desse chá por dia.

> *Observação:*
> Se sentir algum desconforto ao tomar o chá das folhas do limoeiro, suspender o consumo.

Macadâmia

(categoria: oleaginosa)

Características

Descoberta pelo botânico John MacAdam, em 1928, na Austrália, a noz macadâmia ganhou esse nome em homenagem a ele. Atualmente, seu cultivo se dá em vários países do mundo, inclusive no Brasil.

Essa oleaginosa se destaca por seu poder antioxidante e anti-inflamatório, bem como por promover a saúde cerebral e fortalecer ossos e músculos. Além disso, o óleo de macadâmia é um hidratante natural para problemas de pele e cabelos danificados ou com tratamentos químicos.

Propriedades nutricionais

- Vitaminas: B1-tiamina, B2-riboflavina, B3-niacina, B5-ácido pantotênico, B9-ácido fólico, C-ácido ascórbico, E-tocoferol.
- Sais minerais: ferro, fósforo, magnésio, cálcio, cobre, manganês, selênio, potássio, zinco.

- 718 kcal.
- Carboidratos (13,8 g), proteínas (8,30 g), gorduras (73,8 g), fibras.

Indicações terapêuticas

Para reduzir os riscos de enfermidades cardíacas, diminuir o colesterol LDL ("ruim") e evitar processos inflamatórios

Comer pequenas porções de macadâmias, no mínimo, duas vezes por semana.

Maçã

(casca vermelha, categoria: doce;
casca verde, categoria: semiácida)

Características

Supõe-se que existam mais de 2 mil espécies de maçã em todo o mundo. Fruta muito rica em nutrientes, possui substâncias anti-inflamatórias e cicatrizantes, depurativas, sedativas, alcalinizantes, adstringentes e reguladoras dos hormônios.

Também ajuda no combate a problemas respiratórios, de estômago, rins, fígado, intestinos, obesidade, acidez estomacal, colesterol alto, diarreia, gota, reumatismo e diabetes (diabéticos, inclusive, podem usar o vinagre natural de maçã, de que falaremos a seguir). Já o suco da maçã combate e previne cálculos dos rins e da vesícula, bem como inflamações da bexiga e do sistema urinário.

A maçã de casca verde, em comparação com a vermelha, difere pouco em relação a vitaminas e sais minerais. Contudo, seu teor de carboidratos é bem inferior e não apresenta alguns nutrientes, principalmente as antocianinas. Mesmo assim, possui qualidades particulares: é anti-inflamatória do sistema digestivo, abaixa as taxas de triglicérides e auxilia no combate ao tabagismo e às dores axilares.

Portanto, a maçã é um verdadeiro "detergente" do nosso organismo e pode ser consumida a qualquer hora do dia, pois não faz mal nenhum. Ao contrário, comer uma a duas maçãs diariamente, com a casca, pode evitar inúmeras enfermidades.

Propriedades nutricionais

- Vitaminas: A-retinol, B1-tiamina, B2-riboflavina, B5-ácido pantotênico, C-ácido ascórbico (índices maiores na maçã vermelha), B-17-amygdaline (nas sementes), K-naftoquinonas.
- Sais minerais: potássio, fósforo, magnésio, enxofre, cálcio, silício, ferro, zinco, sódio.
- 61 kcal.
- Água (85%), carboidratos (14%), proteínas, gorduras, monossacarídeos (carboidratos simples), ácido tartárico, polifenóis flavonoides (quercetina, resveratrol, fisetina, antocianinas [maçã vermelha]), fibras (pectina), contidas na casca.

Observações:
O vinagre natural de maçã é um produto vivo, rico em enzimas, pectina, vitamina B17 e outros 93 nutrientes que lhe garantem inúmeras indicações terapêuticas,

também devidas ao seu alto teor mineral, como potássio, magnésio, cálcio, fósforo, silício, enxofre, flúor, dentre outras substâncias benéficas à saúde. Você conhece algum remédio com tamanhas propriedades?

Outra coisa que a maioria das pessoas desconhece é que o vinagre natural e o vinagre comum são dois produtos distintos, determinados por seu processo de fabricação. Na composição do vinagre natural, inexistem substâncias químicas e, mesmo contendo ácido acético – apenas entre 3% e 6%, quantidade suficiente para atender às necessidades do corpo, mas sem afetar a saúde –, há um teor considerável de outros ácidos, como málico, isobutírico, lático, propiônico, tártarico etc., e sua fermentação é natural, feita com o açúcar da própria maçã (frutose).

Os vinagres comuns, por sua vez, são pasteurizados ou destilados e neles predomina enorme quantidade do ácido acético ($C_2H_4O_2$), que, se consumido elevada e constantemente, pode comprometer a saúde, pois ele destrói os glóbulos vermelhos, causando anemia, e contribui para a formação de cirrose hepática, úlceras gastroduodenais e até intestinais, além de retardar a digestão e impedir a correta assimilação dos alimentos.

Convém ressaltar que existem também vinagres naturais com predominância do ácido acético, o que é facilmente detectado pelo gosto muito picante, bem característico.

Portanto, é um erro enorme comparar os dois tipos de vinagres, pois só o vinagre natural de maçã é capaz de nos proporcionar inúmeros benefícios, se ingerido constantemente, como:

• equilibra o pH sanguíneo, mantendo ou normalizando sua alcalinidade, bem como a do restante do corpo;

• dissolve o cálcio excedente aderido nas articulações e desobstrui as artérias e os vasos sanguíneos.

• devido a seu alto teor de potássio, controla a pressão arterial, baixa as taxas de colesterol e reduz inchaços;

• provoca sensação de bem-estar, pois auxilia no processo do sono reparador;

• aumenta a vitalidade física e combate a fadiga crônica, restabelecendo a energia vital do organismo;

• favorece todo o sistema digestivo, eliminando os gases intestinais e o amargor da boca;

• é um poderoso antioxidante que combate os radicais livres ("lixo" das células), retardando o envelhecimento.

Indicações terapêuticas
Para combater o tabagismo

Ingerir naturalmente uma a duas unidades de maçã (de preferência verde) por dia. Além disso, todo fumante deveria também incluir na sua dieta brócolis e chá da planta tansagem.

Para dores axilares

Preparar a pasta de argila verde com o suco da maçã. Aplicá-la sobre as axilas e deixar agir por quarenta e cinco minutos.

Para emagrecer

Opção 1

Escolher um dia da semana como "o dia da maçã" e comer só essa fruta de três em três horas, bebendo muita água ou chá até às 16 horas. Às 19 horas, tomar uma sopa de legumes ou comer um bife preparado no sistema de cozimento a vapor, com uma salada de alface.

> *Observação:*
> Outras frutas que ajudam a emagrecer são pera (diurética), morango (alimenta sem engordar e é pobre em carboidratos), abacaxi, melancia e melão.

Opção 2

Pela manhã, em jejum, ingerir uma colher (sopa) de vinagre natural de maçã, diluído em três dedos de água aquecida. Alimentar-se quinze a vinte minutos depois. Repetir o processo antes das outras refeições (almoço e jantar); porém, neste caso, a água não precisa ser morna, e aguardar de dez a quinze minutos para se alimentar.

Opção 3

Em um litro de água, adicionar 12 g de raiz de sabugueiro, 10 g de raiz de fitolaca, 12 g de flores de marroio, 10 g de folhas de abrunheiro e 5 g de folhas de cuscuta. Deixar ferver por quinze a vinte minutos em fogo baixo, esperar esfriar e coar. Tomar uma xícara (chá) desse composto pela manhã, em jejum, e outra à noite, antes de se deitar.

O resultado é a perda, em média, de 1 kg por mês, sem dieta, e até 4 kg com uma leve dieta (ver a seguir), que não inclui pão, açúcar, refrigerantes, margarina ou manteiga etc. Recomendações:

- nas refeições, deve sempre prevalecer no prato verduras e legumes;
- depois das refeições, ingerir uma colher (sopa) de vinagre natural de maçã, diluído em três dedos de água;
- ter uma alimentação o mais natural possível.

Para conjuntivite

Preparar a argila verde com o vinagre natural de maçã. Fechar bem os olhos e aplicar a pasta. Deixar agir por quarenta e cinco a sessenta minutos e remover com água em temperatura ambiente. Pode-se fazer de uma a duas aplicações por dia.

Para cãibras

Ingerir uma colher (sopa) de vinagre natural de maçã, diluído em três dedos de água, duas a três vezes ao dia. Se preferir, adoçar com mel.

Para complementar, comer duas a três bananas por dia, sempre uma hora antes das refeições ou duas horas depois.

Para manchas senis

Juntar, em quantidades iguais, vinagre natural de maçã e o sumo de cebola (por exemplo, uma ou meia colher [sopa] de cada). Mexer bem, embeber um algodão com a mistura, aplicar sobre as manchas e deixar agir.

Paralelamente, ingerir durante o dia uma colher (sobremesa) de vinagre natural de maçã, diluído em três dedos de água, depois das refeições.

Máscara para limpar e clarear a pele

Preparar, em um recipiente de vidro, a argila verde com o vinagre natural de maçã. Aplicar sobre o local desejado e deixar agir por sessenta minutos. Remover a argila com água em temperatura ambiente. Pode-se fazer uma aplicação diariamente ou em dias alternados.

Para queda de cabelo

Seguir estas três orientações e normalmente os cabelos não cairão mais, tornando-se mais bonitos, vistosos, brilhantes e fortes.

1. Misturar bem duas colheres (sopa) de vinagre natural de maçã com um litro de água mineral.

2. Lavar os cabelos com esse preparado, aplicando também no couro cabeludo. Deixar agir por vinte minutos, fazendo uma a duas aplicações por dia, durante cinco a oito dias.
3. Ingerir uma colher (sobremesa) de vinagre natural de maçã, diluído em dois a três dedos de água, uma a duas vezes ao dia, por no mínimo noventa dias, sempre depois das refeições. Se quiser, pode ingerir esse vinagre pelo tempo que desejar.

Para limpar a pele e torná-la saudável e sempre jovem

Diariamente, ou em dias alternados, embeber um algodão de vinagre natural de maçã misturado, em partes iguais, com água mineral e aplicar sobre todo o rosto, pescoço e busto.

> *Chá de maçã*
> Mesmo diante do crescimento dos restaurantes *fast--food*, a verdade é que muitas pessoas têm buscado uma alimentação saudável. Nessa busca, os chás vêm sendo introduzidos cada vez mais em suas vidas, o que é muito bom, pois eles são indispensáveis em uma alimentação equilibrada, proporcionando saúde, prazer e paz. Dentro desse cenário, há uma enormidade de chás à base de frutas, como maracujá, romã, graviola, pitanga, mangaba, limão e tantos outros. No caso da maçã,

como é muita rica em nutrientes, principalmente em antioxidantes, boa parte deles está impregnada em sua casca; por isso, o chá é uma forma perfeita de subtrair seus inúmeros benefícios, que são: combate ao envelhecimento da pele; renovação celular; fortalecimento do sistema imunológico; prevenção de osteoporose (por conter flavonoides), de infarto, bem como de doenças cardíacas e de outros males, como Alzheimer, Parkinson (em virtude de proteger as células nervosas) e alguns tipos de câncer, como de mama, fígado e útero (por possuir fitoquímicos).

Para preparar o chá, levar ao fogo 500 ml de água e, quando a água começar a ferver, acrescentar cascas finas de uma maçã. Deixar ferver por mais dez minutos em fogo baixo, retirar do fogo, deixar amornar, coar e ingerir uma xícara (chá) durante o dia, em espaços regulares.

Para doenças coronárias e cardiovasculares

A maçã, em conjunto com o extrato de uva (*veja adiante como é feito*) e a pera, forma o trio mais eficaz para reduzir o risco de doenças coronárias e cardiovasculares. Tal eficácia se deve à presença, nessas frutas, de flavonoides, com suas propriedades antioxidantes.

Durante o período em que faz reposição hormonal (sintética), a mulher consegue manter-se livre desses problemas;

porém, quando deixa de fazê-lo, fica totalmente desprotegida (após a menopausa). A partir daí, então, é fundamental aumentar o consumo de frutas e vegetais para prevenir-se, porque esse tipo de doença tem sido responsável por um terço de óbitos nessa faixa etária.

A mulher que fez ou está fazendo reposição hormonal natural fica pouco propensa a esses problemas. Isso porque, por esse método, são encontrados os flavonoides em quantidades satisfatórias. Portanto, as mulheres não devem deixar de usar esses alimentos.

As quantidades são: uma a duas maçãs ao dia; três a cinco unidades de pera por semana, ou uma unidade diariamente; um copo diário de extrato de uva, ou um copo de três a cinco vezes por semana. É importante mastigar muito bem as frutas.

> *Observação:*
> Você pode utilizar o vinagre natural de maçã em substituição à maçã.

Para inflamações da bexiga

Descascar uma maçã vermelha madura, retirar as sementes e cortá-la em fatias. Levar ao fogo em meio litro de água e deixar ferver por vinte minutos. Esfriar, coar e adoçar com uma colher (sopa) de mel. Tomar uma xícara de chá duas vezes ao dia.

Para cistite e uretrite

Tomar dois a três copos de suco de maçã por dia.

Para palpitações cardíacas

Ingerir uma colher (sopa) de vinagre natural de maçã duas vezes ao dia.

Para hemorroidas (combate e prevenção)

Comer várias maçãs durante o dia.

Para fortalecimento do cérebro e combate à pneumonia

Cozinhar por cerca de dez minutos, no vapor, duas maçãs e ingeri-las pela manhã, em jejum.

Para aumentar a disposição, a energia e o vigor, acelerar o metabolismo e auxiliar no emagrecimento

Depois de lavar bem os ingredientes, bater na centrífuga: uma maçã vermelha com casca; uma fatia de abacaxi com miolo e casca; dois ramos de salsa com o talo; duas folhas de couve com os talos; uma cenoura com a casca; um pepino médio com a casca. Tomar o suco puro pela manhã, antes de alimentar-se. Se quiser, comer mais alguma coisa, de vinte a trinta minutos depois.

É contraindicado a quem tem hipertireoidismo.

Para manter a memória jovem

Bater no liquidificador: uma maçã da casca vermelha, sem as sementes; uma colher (sopa) de sementes de linhaça; e um copo de suco de laranja-lima. Adoçar com mel e tomar imediatamente, preferencialmente no período da manhã.

Para fortalecer as unhas

Em 500 ml de vinagre natural de maçã, adicionar seis dentes de alho picados e deixar descansar por um dia. Depois, uma a duas vezes ao dia, submergir as unhas nessa composição por alguns minutos, e repetir o processo durante no mínimo trinta dias.

Observação:
Esta receita foi desenvolvida com vinagre natural de maçã da marca Hiltonfito.

Mamão
(categoria: doce)

Características

Existem diversas variedades de mamão. No Brasil, as mais conhecidas são formosa, papaia, mamão-da-baía, mamão-da-índia e mamão-macho.

Infelizmente, existem pessoas que só consomem essa fruta quando se hospedam em hotéis, durante o café da manhã. Quem age assim comete um grande erro, pois se priva de suas intermináveis propriedades terapêuticas. Deve-se comer mamão diariamente, pois só faz bem.

Na verdade, não existem dietas que proíbam o consumo de mamão, exceto para diabéticos, que devem consumi-lo com bastante parcimônia. Para as demais pessoas, bastam três fatias diárias, longe das refeições, para usufruir de seus muitos benefícios, uma vez que é recomendado para problemas gástricos, disfunções do fígado e dos rins, anemia, reumatismo, alterações da tireoide, alergias, erupções cutâneas, hemorroidas, inflamações do útero, colesterol alto, doença de Alzheimer. Além disso, refaz e regula todo o sistema imunológico, protege a córnea e previne a perda da visão.

Também, após uma "balada", é o melhor alimento para se consumir antes de dormir e durante a manhã, pois, ao longo do dia, afasta os efeitos da "ressaca", nos restabelecendo outra vez.

O mamão possui a enzima papaína, que facilita a digestão sem agredir as paredes do estômago, agindo contra a azia e o refluxo gastroesofágico. Ela também proporciona melhor assimilação das proteínas no nosso organismo, fortalece e preserva todos os tecidos, previne a flacidez e dilui os tecidos mortos. Outra grande virtude dessa enzima é que tem ação em meios ácidos, alcalinos e neutros; ao contrário de outras, como a pepsina – que, no estômago, só atua no meio ácido e, como um tipo de fermento, entra na composição de vários medicamentos para o sistema digestivo – e a tripsina, que só age no meio alcalino.

Então, quando comê-lo, aproveite tudo que oferece: as cascas, passe-as suavemente no rosto, do lado da polpa, e sua pele ficará macia e vistosa; as folhas, amassadas, servem de base para massagens nas mãos e nos pés, deixando-os, se feitas constantemente, macios e livres de calosidades; a polpa contém anti-inflamatórios, mucilagens protetoras da pele e das mucosas e substâncias levemente laxantes; e as sementes são vermífugas e combatem parasitas intestinais.

Quando o mamão estiver quase maduro, deve ser embrulhado em papel ou guardado em local fresco e escuro, a fim de que amadureça rapidamente. Nunca deve ser riscado, pois o líquido leitoso expelido contribui para a perda de seu sabor e valor nutritivo, e há riscos de substâncias estranhas penetrarem na fruta.

Basicamente, todas as variedades de mamão possuem o mesmo valor nutricional; entretanto, o tipo papaia possui mais gorduras e carboidratos que o formosa.

Propriedades nutricionais

- Vitaminas: A-retinol, B1-tiamina, B2-riboflavina, B3-niacina, B5-ácido pantotênico, B6-piridoxina, C-ácido ascórbico.
- Sais minerais: potássio, cálcio, fósforo, ferro, magnésio, manganês e sódio.
- 37 kcal.
- Carboidratos (18 g), fibras (3 g), ácidos orgânicos (cítrico, málico e oxálico), enzima papaína.

Indicações terapêuticas
Para clarear a pele de manchas

A utilização do mamão (papaia) é muito eficaz nestes casos, pois, graças à alta concentração da vitamina C em sua polpa, clareia até manchas provenientes do limão e de outras origens. Contudo, é importante, antes de sua aplicação, preparar a pele, colocando sobre a região uma mistura de argila medicinal com vinagre natural de maçã, deixando agir por cerca de uma hora. Depois, removê-la com água fria e aplicar a polpa do mamão sobre a região a ser clareada e deixar agir por aproximadamente trinta minutos. Em seguida, lavar com água fria, secar bem e aplicar óleo de rosa mosqueta.

Ambas as aplicações devem ser feitas sempre à noite, no mínimo por trinta dias, ou até se atingir o efeito desejado.

Para verrugas

Aplicar sobre as verrugas o leite das folhas do mamão e deixar agir. Pode-se fazer duas a três aplicações diárias.

Para asma e colesterol alto

Ingerir a polpa natural do mamão ou tomar seu suco pela manhã, em jejum, e várias vezes ao dia, longe das refeições.

Para prisão de ventre

Comer mamão ao deitar-se e ao levantar-se, e, se desejar, outras vezes durante o dia.

Para HPV

Preparar um suco de mamão com laranja, adicionando uma gota de óleo de copaíba para cada 10 kg do peso de quem for ingeri-lo. Tomar o suco pela manhã, em jejum, durante quarenta e cinco dias.

Para estrias

Como são provenientes da ruptura das fibras de colágeno e elastina da pele, responsáveis por sua elasticidade, é essencial hidratá-la. Para isso, preparar uma pasta utilizando argila verde e o suco da polpa do mamão papaia, bem maduro.

Aplicar a pasta sobre o local afetado, deixando agir por quarenta e cinco a sessenta minutos. Fazer uma aplicação diariamente ou em dias alternados. Para remover a argila, utilizar bucha vegetal molhada, em movimentos suaves e circulares, a fim de não agredir a pele. Depois de remover a argila, massagear o local suavemente, em círculos, utilizando óleo de amêndoas, ou de andiroba, ou de rosa mosqueta.

Para combater vermes e parasitas intestinais, e regenerar o fígado

Ingerir diariamente oito a dez sementes frescas de mamão com mel, mastigando-as bem, ajudando, assim, na excreção da bílis.

Composto alimentar para desobstruir as artérias

Bater no liquidificador: duas colheres (sopa) de farelo de aveia; duas colheres (sopa) de extrato de soja; uma colher (sopa) de gergelim branco; uma colher (sopa) de sementes de linhaça marrom (não a utilize já moída); uma fatia de mamão; um copo de água. Tomar o composto uma a duas vezes ao dia, regularmente, pois isso impedirá que as artérias endureçam, naturalmente recuperando a elasticidade e a flexibilidade. Em 80% dos casos ocorre a desobstrução das artérias e, em 20%, impede-se a progressão do entupimento.

Manga
(categoria: doce)

Características

De origem asiática, a cultura da manga espalhou-se pelas regiões tropicais e subtropicais, onde se adaptou facilmente. Existem aproximadamente quinhentos tipos de manga e, em todo o mundo, é considerada a rainha das frutas, a fruta "do amor eterno"; na verdade, é mais uma dádiva da natureza.

A Índia é o maior produtor mundial dessa fruta, existindo somente ali mais de cem tipos; no Brasil, também há inúmeras variedades, e as mais comuns são: rosa, palmer, tommy, haden, espada e coquinho, mais cultivadas no Nordeste, ao longo do Rio São Francisco, e exportadas para outros países.

Além de muito saborosa, tem grande valor nutricional, já que uma manga madura fornece a um adulto toda a vitamina A de que necessita no dia, além de ¼ das fibras e uma combinação de minerais e outros nutrientes muito importantes para as necessidades do organismo. Possui também muitas propriedades medicinais: é uma poderosa fonte de antioxidantes, que combatem os radicais livres, responsáveis pelo envelhecimento das células; zela pelo bom funcionamento das artérias e do coração; é um excelente hidratante natural; sua alta concentração de potássio é eficaz contra infarto, câncer e para a regulação das células corporais e da pressão arterial; purifica o sangue; suas fibras contribuem para baixar o colesterol, regular as funções intestinais e o trânsito local, o que favorece a eliminação de possíveis elementos carcinogênicos; e é muito eficaz nas enfermidades oculares, como cegueira noturna (causada pela carência de vitamina A), erros de refração, olho seco, e fortalecimento da córnea.

Na manga existe ainda a fibra solúvel pectina, que pode apresentar efeito hipoglicemiante (reduzindo a concentração de glicose no sangue), em virtude de retardar a digestão do amido e de outros polissacarídeos. Dessa forma, a glicose vai sendo liberada do estômago para nosso intestino lentamente e, em consequência, sua absorção também ocorre de modo lento, evitando a elevação rápida e intensa de glicose no sangue, o que é ótimo para o tratamento de diabéticos (dados do livro *Pharmacia de alimentos*, da profa. dra. Jocelem Mastrodi Salgado, Madras Editora, 2001).

Um modo de tirar o máximo proveito dessa maravilhosa fruta é consumi-la ao natural, para não haver desperdício de nutrientes, uma vez que em seu suco existem bem menos fibras, especialmente quando coado. Outra forma é comê-la com a casca, a qual possui altas concentrações de nutrientes.

Convém ressaltar que a manga só engorda quando consumida em excesso. Portanto, qualquer pessoa pode consumi-la, com moderação, exceto diabéticos, que não devem fazer uso dela.

Propriedades nutricionais

- Vitaminas: A-retinol, B1-tiamina, B2-riboflavina, B5-ácido pantotênico, B6-piridoxina, B12-cobalamina (traços em alguns tipos), C-ácido ascórbico, E-tocoferol, K-naftoquinonas.
- Sais minerais: potássio (cerca de 135 mg), fósforo, magnésio, cálcio, silício, ferro, zinco, cobre, manganês, selênio, sódio.
- 63 kcal.
- Fibras (pectina), proteínas, carboidratos, lipídios (gorduras), enzimas digestivas, quercetina, ácidos orgânicos (tartárico, málico, cítrico e glutâmico).
- Na casca: polifenóis (carotenoides), ácidos graxos poli-insaturados (Ômega 3-linoleico, Ômega 6-linolênico).

Indicações terapêuticas

Para problemas gástricos, como gastrite e úlceras, e das vias respiratórias

Tomar um a três copos de suco de manga por dia. Se quiser, adicionar cinco folhas de salsa e, para adoçar, somente mel.

Para varizes

Preparar um suco com 50 g de cascas de manga para 500 ml de água. Ferver por três a cinco minutos e ingerir uma a duas xícaras por dia.

Para escorbuto (carência de vitamina C)

Diariamente, comer uma manga ou tomar um a dois copos de seu suco puro (de preferência centrifugado, e não coar). Se preferir, adoçar com mel.

Para bronquite

Tomar suco de manga centrifugado (sem coar) e adoçado com mel.

Para cólicas hemorrágicas, renais e intestinais, além de gonorreia e corrimento vaginal

Pelo processo de decocção, cozinhar as cascas da manga com um copo de água, ou preparar uma infusão jogando sobre elas uma xícara de água fervente.

Para febre, gengivite, estomatite e verminoses

Preparar um chá com as folhas da mangueira.

Para eczemas

Pelo processo de decocção, cozinhar as cascas de uma manga em fogo baixo, até que se desfaçam. Armazenar o conteúdo em um recipiente de vidro higienizado e esterilizado. Guardar na geladeira e deixar consolidar. Depois, aplicar esse creme sobre a zona afetada três vezes ao dia, durante duas semanas.

Mangaba
(categoria: ácida)

Características

Fruta tropical de origem brasileira, a mangaba apresenta polpa de coloração branca, aromática e de sabor agridoce. Só deve ser consumida quando madura, ao natural ou seu suco, e é base também de geleias, sorvetes, xaropes, entre outras formas.

O chá da casca da árvore ou das folhas de mangabeira é eficaz contra hipertensão, pois tem ação vasodilatadora, e contra gripes, resfriados, problemas renais e cólicas menstruais. Já o consumo de suco natural regula o colesterol e o diabetes no organismo.

Propriedades nutricionais

- Vitaminas: A-retinol, B1-tiamina, B2-riboflavina, C-ácido ascórbico.
- Sais minerais: cálcio, ferro, fósforo, magnésio.
- 43 kcal.

Indicações terapêuticas

Para tuberculose e úlceras

Consumir frequentemente o suco leitoso extraído da polpa da mangaba.

Para vermes

Tomar o suco de mangaba com as sementes.

Para males do fígado e do baço

Pelo processo de decocção, cozinhar duas colheres (sopa) de casca picada da mangabeira em meio litro de água. Deixe ferver por dez minutos, esperar esfriar, coar e tomar duas a três xícaras de chá por dia.

Para cólicas menstruais

Preparar uma infusão jogando água fervente sobre uma porção de casca da mangabeira ou sobre suas folhas.

Para icterícia e afecções hepáticas

Pelo processo de decocção, cozinhar duas colheres (sopa) de casca picada de mangabeira em meio litro de água. Deixar ferver por dez minutos, esperar esfriar, coar e tomar duas a três xícaras de chá por dia.

Para manchas escuras no rosto (de qualquer procedência)

Juntar um pouco do leite da mangabeira à mesma medida de água. Embeber um algodão com a mistura e aplicar sobre as manchas à noite, antes de deitar-se. Pela manhã, lavar o rosto com água em temperatura ambiente. Aos poucos, as manchas desaparecerão completamente.

Maracujá

(categoria: semiácida)

Características

No Brasil, existem mais de quinze variedades de maracujá. Depurativo, sedativo e anti-inflamatório, é também um poderoso calmante, em virtude de apresentar a substância passiflora ou maracugina; por isso, não é indicado para hipotensos, pessoas com pressão baixa.

Com as cascas de maracujá se produz uma farinha, que evita picos de insulina e é um potente bloqueador de gorduras, e também se pode adicioná-las à polpa para preparar um suco, muito apreciado e nutritivo, pois contém vitaminas A, B e C. Todavia, os sucos artificiais e industrializados dessa fruta perdem metade dos nutrientes, além de conter conservantes e corantes artificiais.

Propriedades nutricionais

- Vitaminas: A-retinol, B1-tiamina, B2-riboflavina, B5-ácido pantotênico, C-ácido ascórbico.

- Sais minerais: cálcio, magnésio, ferro, fósforo, sódio.
- 97 kcal.
- Proteínas, fibras (a pectina, fibra solúvel), a maior parte delas na casca.

Indicações terapêuticas

Para ansiedade, insônia, irritação, convulsão, excitação nervosa, tensão, depressão, diarreia, bruxismo e para reforçar o sistema imunológico

Opção 1

Bater no liquidificador a polpa de um maracujá, com as sementes. Em seguida, coar, adoçar com mel e tomar esse suco continuamente.

Opção 2

Mais eficiente ainda é preparar, pelo processo de decocção, um chá com quatro folhas da planta do maracujá para uma xícara (chá) de água. Ferver por dois a três minutos. Tomar duas a três xícaras (chá) por dia.

Para hemorroidas

Macerar as folhas frescas da planta do maracujá, até virar uma pasta, e misturar com argila medicinal. Em seguida, aplicar sobre a região afetada.

Para gota, artrite e erisipela

Aplicar no local afetado folhas secas ou frescas da planta do maracujá, ou preparar um cataplasma com o suco do maracujá e argila medicinal.

Para diabetes

Utilizar a farinha de maracujá, pois, segundo pesquisas realizadas pela Universidade Federal do Rio de Janeiro, ela possui princípios ativos eficazes para a regularização das taxas de glicemia e no combate ao colesterol alto.

Para prepará-la, higienizar bem as cascas do maracujá, tanto a parte externa (amarela) quanto a interna (branca), e deixá-las secar ao sol por vários dias, até que fiquem estorricadas, ou secá-las no forno. Para ambos os casos, é importante observar que, durante o processo de secagem, elas não devem sofrer calor acima de 45°, porque possuem enzimas e fibras (pectina) que são eliminadas nessas condições. Em seguida, triturá-las até que se tornem pó.

Adultos devem ingerir por dia uma a duas colheres (sopa) dessa farinha, misturadas com a alimentação ou adicionadas a sucos. Durante o período de uso, deve-se medir com regularidade a taxa de glicemia, a fim de evitar a hipoglicemia. Quando tais taxas atingirem os níveis desejados, diminui-se também o consumo da farinha.

Marmelo
(categoria: ácida)

Características

Existem frutas carregadas de nutrientes muito importantes para nossa saúde; porém, muitas não são tão conhecidas quanto a banana, o abacaxi, a manga, a laranja, a melancia, entre outras. Mas o que importa é que também possuem valor, inclusive com propriedades importantes para regular e manter vários sistemas do corpo em perfeita harmonia. Dentre essas está o marmelo, também conhecido como pereira-do-japão ou marmelo-da-europa.

Fruta nativa de regiões temperadas do Sudoeste da Ásia, o marmelo é sazonal, sendo encontrado do outono ao inverno. Semelhante à pera, tem cor amarelo-dourada, quando está totalmente maduro, e sabor azedo, podendo ser consumido cozido, congelado, para eliminar sua acidez, ou cru, forma menos usual; porém, no Brasil ficou conhecido por causa da famosa marmelada, servida como sobremesa.

No território brasileiro são cultivados dois tipos de marmelo:

- marmelo-do-cerrado: encontrado em abundância no Cerrado, motivo pelo qual é assim chamado; mas na região é também conhecido como marmelo-bola ou apuruí. Nesse tipo, a polpa é comestível, suas folhas são utilizadas para finalidades terapêuticas e as sementes, quando torradas, substituem o café.
- marmelo-do-mato: conhecido ainda como marmelo-do-campo ou marmelo-preto, é predominante na Caatinga.

O marmelo possui propriedades anti-inflamatórias, antioxidantes, cicatrizantes e antianêmicas.

Propriedades nutricionais

- Vitaminas: A-retinol, C-ácido ascórbico, E-tocoferol, B1-tiamina, B2-riboflavina, B3-niacina, B6-piridoxina.
- Sais minerais: magnésio, cálcio, zinco, selênio, cobre, potássio, fósforo, ferro.
- 30 kcal.
- Polifenóis flavonoides (tanino), fibras solúveis (pectina), proteínas.

Indicações terapêuticas
Para alergias, dermatite atópica e cistite

Consumir o marmelo ou o extrato oriundo de suas sementes.

Para úlceras gástricas

Tomar o suco do marmelo até quando necessário.

Para hemorroidas

Usar seu xarope.

Para colite, constipação, diarreia, infecções intestinais

Tomar o suco do marmelo levemente adoçado com mel.

Para garganta inflamada, anemia, nevralgias faciais, cólicas

Tomar duas a três xícaras por dia de chá de marmelo desidratado.

Para aftas

Preparar uma infusão com algumas folhas do marmeleiro e fazer bochechos.

Melancia

(categoria: monofágica)

Características

Fruta com excelentes propriedades diuréticas, a melancia é recomendada a quem tem problemas renais, reumatismo e ascite (barriga d'água). Quando a ingerimos, ela provoca a limpeza dos filtros renais e das vias urinárias e ajuda bastante na eliminação do ácido úrico do organismo. Também previne problemas do fígado e da próstata, por causa da presença da substância licopeno, eficaz na prevenção do câncer, principalmente o de próstata. Seu consumo constante ao natural ou como suco também melhora as funções intestinais.

Sua parte branca e sementes possuem o fitonutriente citrulina, que, quando ingerido no suco, se transforma em arginina, precursor na formação do óxido nítrico, responsável pela vasodilatação e pelo relaxamento muscular.

A melancia não é uma fruta indigesta, mas deve ser ingerida madura e uma hora antes ou duas horas depois das refeições.

Propriedades nutricionais

- Vitamina: A-retinol, B1-tiamina, B2-riboflavina, B5-ácido pantotênico, B6-piridoxina, C-ácido ascórbico, B12-cobalamina (traços).
- Sais minerais: fósforo, ferro, cálcio, potássio, magnésio.
- 31 kcal.
- Água (97%), carotenoides (licopeno), aminoácidos (arginina), glutationa.

Indicações terapêuticas

Para reumatismo

Bater no liquidificador a polpa da melancia com as sementes. Coar e tomar um copo pela manhã e outro durante o dia.

Para problemas urinários e bronquite

Tomar um copo de suco de melancia uma a três vezes por dia.

Para ácido úrico (diminuir os níveis) e infecção urinária

Tomar dois a quatro copos de suco de melancia por dia.

Para cistite e inflamações da bexiga

Tomar um a três copos de suco de melancia por dia ou comê-la ao natural, várias vezes ao dia.

Para erisipela

Triturar a polpa da melancia com a casca e colocar sobre a região afetada.

Para a próstata

Tomar dois a três copos de suco puro de melancia por dia.

Suco desintoxicante do organismo

Bater na centrífuga ou no liquidificador: 200 g de polpa de melancia; 150 g de morango; 5 ramos de hortelã; 5 ramos de salsa. Tomar imediatamente.

Melão
(categoria: monofágica)

Características

O mamão funciona como um verdadeiro antiácido, pois a maioria dos seus sais é alcalina. Contudo, por fermentar rápido no estômago, é aconselhável ingeri-lo uma hora antes das refeições ou duas horas depois. Mas não deve ingeri-lo quem tem estômago dilatado ou dispepsia.

O melão maduro é calmante, alcalinizante, mineralizante, emoliente e diurético. E também é recomendado contra reumatismo, gota, colite, cistite, nefrite, uretrite, hipertensão, e ainda quando houver problemas relacionados ao útero, aos ovários ou à menstruação.

Propriedades nutricionais

- Vitaminas: A-retinol, B1-tiamina, B2-riboflavina, B5-ácido pantotênico, B9-ácido fólico, C-ácido ascórbico.
- Sais minerais: potássio, sódio, cálcio, fósforo, ferro, zinco, magnésio.
- 30 kcal.

Indicações terapêuticas

Para reposição de cálcio

Secar ao sol as sementes de melão e depois triturá-las. Ingerir uma colher (sopa) desse pó durante o dia, misturado a sucos, vitaminas, ou salpicá-lo sobre os alimentos.

Para cólicas menstruais e uterinas

Tomar diariamente dois copos de suco de melão puro, sendo um pela manhã, em jejum, e só se alimentar trinta minutos depois. Pode-se tomar esse suco pelo tempo que se desejar.

> *Observação:*
> Para regularizar a menstruação, uma ótima dica é preparar uma infusão com 10 g de poejo, 10 g de erva-cidreira e meio litro de água mineral. Ferver a água de três a cinco minutos e despejar sobre as plantas (misturando-as bem); depois, cobrir o recipiente e deixar descansar por dez minutos. Tomar duas xícaras desse chá por dia, durante dez dias antes da menstruação e cinco dias depois.

Para miomas

Tomar um copo do suco puro de melão pela manhã, em jejum, durante trinta dias, e só se alimentar trinta minutos depois.

Para um tratamento mais eficaz, aplicar argila medicinal na região do baixo-ventre e deixar agir por uma hora e meia. Repetir o procedimento por trinta a quarenta e cinco dias. E também tomar uma infusão preparada com duas ervas medicinais: unha-de-gato e uxi amarelo, na proporção de uma colher (chá) de cada planta para uma xícara de água. Tomar duas a três xícaras de chá por dia, sem adoçar, durante quarenta e cinco a sessenta dias.

Como calmante

Tomar o suco do melão puro, adoçado com mel.

Para cirrose hepática, hepatite, problemas cardíacos, cálculos renais, gota, reumatismo, colite, artrite e como anticoagulante

Tomar frequentemente o suco de melão puro.

Para reposição de minerais no organismo após práticas atividades intensas, como caminhadas e corridas

Tomar um copo de suco puro de melão ou comer a fruta ao natural.

Morango
(categoria: ácida)

Características

O nome morango provém do latim *moru*, cujo significado é "amora". Fruto que crescia espontaneamente nas montanhas e florestas, começou a ser cultivado, por volta de 1400, pelos franceses e, depois, por ingleses, alemães e italianos, que passaram a cultivá-lo com melhorias genéticas, aumentando-lhe o tamanho.

Rico em sais minerais, flavonoides e em vitaminas A, E e C (mais que a laranja e o limão), o morango é um poderoso e perfeito antioxidante natural, um verdadeiro aliado da saúde de nossa pele, graças também à ação da vitamina B3-niacina. Ainda, é a fruta que contém maior quantidade da substância fisetina, presente nas frutas vermelhas, que, como já dito, é muito benéfica às funções cerebrais.

Além dessas, o morango é um alimento com muitas outras virtudes: é tônico, antitérmico, antiartrítico; desintoxica o aparelho digestivo; previne e combate cálculos renais e biliares, reumatismo artrite, gota e icterícia; é regulador hepático, do sistema nervoso e das glândulas endócrinas; é hipotensor e diurético, favorecendo a eliminação de ácido úrico e de calcificações; combate a bronquite e aumenta a resistência a infecções, gripes e resfriados; purifica o sangue e ameniza problemas ósseos, anemia e constipações; e seu chá é um ótimo vermífugo, inclusive combate o verme "solitária".

Contudo, segundo a medicina natural, em todos os casos em que se pretende utilizar o morango para combater esses e outros males, deve-se evitar consumir junto alimentos ricos em ácido úrico, como feijão, ervilha, grão-de-bico, lentilha, carnes, vísceras, pão branco (fresco) e soja. E os portadores de doenças cutâneas e os alérgicos a essa fruta deverão evitá-la, pois estarão sujeitos ao aparecimento de ardor e irritação na pele.

Como alimento, além de nutritivo, os morangos não promovem ganho de peso, pois são pobres em carboidratos e seu açúcar é o levulose, permitido até aos diabéticos. Por isso, o melhor modo de consumi-lo é ao natural ou em sucos, evitando adicionar açúcar proveniente de cana, pois isso pode causar fermentações indigestas. Todavia, se preferir adoçá-los, usar mel.

Então, antes de comê-los, corte-lhes o pedúnculo, lave-os em água corrente e os deixe de molho por quinze minutos em água com limão. Depois, lave-os novamente e os consuma, sem amassá-los, ou os guarde na geladeira por um período inferior a três dias, porque, após serem lavados, apodrecem rapidamente.

Propriedades medicinais

- Vitaminas: A-retinol, B1-tiamina, B2-riboflavina, B3-niacina, B5-ácido pantotênico, B9-ácido fólico, C-ácido ascórbico, E-tocoferol.
- Sais minerais: potássio, fósforo, cálcio, magnésio, selênio, ferro, iodo, silício, sódio, cloro.
- 31 kcal.
- Proteínas (10%), açúcares (8%), flavonoides, fibras, folato, fisetina e glutationa.

Indicações terapêuticas

Para regulação das funções do fígado e dos rins

Pelo processo de decocção, cozinhar algumas raízes do morangueiro em uma xícara de água. Tomar uma xícara desse chá duas vezes ao dia.

Para as funções renais

Comer 300 a 500 g de morangos por dia, regados com mel de abelhas jataí ou uruçu.

Para problemas ligados à visão, como catarata

Comer 300 a 500 g de morangos por dia, regados com mel de abelhas jataí ou uruçu.

Para celulite, artrite, artrose e reumatismo

Tomar dois a três copos por dia de extrato de morango, obtido quando cozido no sistema a vapor, por cerca de trinta minutos.

Para celulite

Bater no liquidificador: 10 morangos grandes, uma colher (chá) da planta marapuama e um copo de água. Tomar esse suco imediatamente.

Para sardas

Preparar uma pasta de argila medicinal, misturando a ela, em quantidades iguais, extrato de morango e suco puro de um limão. Quando estiver com a textura de iogurte, aplicar sobre as sardas e deixar agir por cerca de uma hora e meia. É aconselhável fazer a aplicação à noite, mas, se for feita durante o dia, só tomar sol depois de três horas.

Para ácido úrico, artrite, gota e doenças do fígado

Ingerir 300 a 500 g de morangos por dia, ao natural ou seu suco.

Para efeitos laxativos e diuréticos

Ingerir 300 a 500 g de morangos por dia, ao natural ou seu suco.

Para febre

Tomar um suco do morango, várias vezes ao dia, sem adoçar.

Para tártaro

Macerar o morango e passar essa polpa sobre as gengivas, massageando com os dedos várias vezes ao dia.

Para revitalizar o organismo e dar energia

Bater no liquidificador: 10 unidades de morangos; 100 g de polpa de coco verde; água a gosto (se preferir, utilizar água de coco) e adoçar com mel. Tomar imediatamente.

Alimentação matinal

Comer morangos batidos no liquidificador, misturados com iogurte natural e adoçados com mel.

Como diurético, além de purificar e alcalinizar o sangue

Preparar uma infusão com as folhas do morangueiro.

Nêspera
(categoria: ácida)

Características

Fruta nativa da China, a nêspera é também conhecida como ameixa-amarela, porém, nada tem a ver com a ameixa no que concerne a suas propriedades medicinais.

Ela é oval, mede de 3 a 5 cm de comprimento, e sua polpa é amarela, muito suculenta e com sabor adocicado e picante.

Na medicina natural, é utilizada para aliviar dores de garganta e amigdalite, além de ser antidiarreica, regular as funções intestinais e ter boa ação no combate à estomatite (inflamação da mucosa da boca).

O chá das folhas da nespereira contém triterpenos, substância relacionada ao aumento da produção de insulina; também é desintoxicante e, por seu poder antioxidante, limpa o fígado e remove toxinas, impede a perda da massa óssea e fortalece o sistema imunológico.

Propriedades nutricionais

- Vitaminas: A-retinol, C-ácido ascórbico, B1-tiamina, B2-riboflavina, B3-niacina, B5-ácido pantotênico, B6-piridoxina.

- Sais minerais: cálcio, cobre, ferro, magnésio, manganês, potássio, zinco.
- 45 kcal.
- Fibras solúveis (pectina), carboidratos e proteínas, polifenóis flavonoides (tanino), triterpenos.
- Sementes: óleos (2,7%) e ácidos orgânicos (málico, tartárico e cítrico).

Indicações terapêuticas
Para dores de garganta e amigdalite

Fazer gargarejos regulares com o suco puro de nêsperas.

Noni
(categoria: semiácida)

Características

Noni é uma árvore de pequeno porte, originária da Ásia e da Polinésia, que produz um fruto com o mesmo nome, usado para tratamentos medicinais de diversas enfermidades.

Semelhante à fruta-do-conde, pinha ou ata, quando está madura, a noni tem casca amarelo-esbranquiçada e sua polpa é branca, com muitas sementes.

Na sua terra de origem, possui várias indicações terapêuticas; porém, aqui no Brasil, ainda que se tenha adaptado facilmente a nosso clima e, após seis meses de plantio, já produza frutos pelo ano inteiro, o seu consumo ainda causa muita polêmica, pois alguns estudos preliminares, nada conclusivos, indicaram que possui certas substâncias tóxicas prejudiciais ao fígado.

Propriedades nutricionais

- Vitaminas: B1-tiamina, B2-riboflavina, B3-niacina, B5-ácido pantotênico, B6-piridoxina, B9-ácido fólico, B12-cobalamina, C-ácido ascórbico, E-tocoferol.
- Sais minerais: cálcio, ferro, fósforo, magnésio, potássio.

Indicações terapêuticas

A título de conhecimento, mencionamos alguns benefícios terapêuticos da noni, divulgadas em sua terra de origem, quando consumida regularmente:

- melhora a disposição, proporcionando mais rendimento nas atividades físicas;
- estimula o sistema imunológico;
- é anti-inflamatória e antioxidante;
- é benéfica ao sistema cardiovascular, digestivo, nervoso, respiratório e urinário.

Nozes
(categoria: oleaginosa)

Características

Fruto oriundo da nogueira, árvore natural da Pérsia, a noz adaptou-se ao Brasil nas regiões frias e de planalto.

Na medicina natural, é utilizada para combater diversos males, como diabetes e anemia, para ajudar na regeneração do organismo, pois é nutriente, laxante, protege o coração, evita o cansaço, fortalece o cérebro e o sistema nervoso, além de formar e restabelecer os tecidos e prevenir e combater o câncer de mama, até mesmo em estágios avançados; e seu consumo regular contribui para evitar casos de recidivas.

A noz é uma das maiores fontes de gordura insaturada (gordura "boa") ao organismo, e consumir 30 g de nozes diariamente pode reduzir o valor das taxas de LDL em até 0,4 pontos, em um mês. Outra grande vantagem de se comer nozes com frequência é que podem reduzir os níveis de um hormônio responsável pelo aparecimento do câncer de próstata e de mama, além de lhes bloquear o crescimento, e suas proteínas aumentam a fertilidade masculina.

Contudo, por ser muito calórica e conter bastante óleo, recomenda-se ingerir, no máximo, cinco a sete unidades por dia, mastigando-as bem.

Propriedades nutricionais

- Vitaminas: A-retinol, B1-tiamina, B2-riboflavina, B5-ácido pantotênico, E-tocoferol, C-ácido ascórbico.
- Sais minerais: lítio, fósforo, magnésio, cálcio, potássio, ferro, selênio, zinco (cinco unidades de nozes contêm 1/6 da dose diária recomendada), manganês.
- 610 kcal.
- Fibras, proteínas, ácido elágico e ácidos graxos (64% de Ômega 9-oleico, Ômega 6-linolênico, Ômega 3-linoleico), polifenóis flavonoides (resveratrol), aminoácidos (triptofano e arginina).

Indicações terapêuticas

Para regular o sistema circulatório e cardiovascular; dissolver coágulos de sangue; baixar os níveis de colesterol no sangue; aliviar tonturas; depurar o sangue; eliminar toxinas da nicotina e da poluição; evitar a doença de Parkinson e tremores involuntários; controlar a pressão arterial

Para todos estes males, consumir por sessenta dias um chá preparado com uma colher (sopa) de cascas de nozes pecan moídas em dois litros de água (preferencialmente filtrada ou mineral). Ferver por dois minutos, tirar do fogo e esperar esfriar. Tomar de oito a doze xícaras por dia, sem adoçar nem coar, em substituição à água. O chá deve ficar bem ralinho. Se estiver forte, acrescentar mais água. Quando perder a cor, jogar fora o restante e preparar outro. Nos primeiros dias, pode causar leve diarreia, mas logo passa. Nesse período, evitar tabaco, álcool, carne vermelha e açúcar refinado.

Prisão de ventre

Bater no liquidificador algumas nozes, mamão e água. Tomar imediatamente.

Clorose, tuberculose, artrite, gota e anemia

Preparar uma infusão com uma colher (chá) de folhas da nogueira para uma xícara de água. Tomar uma a três xícaras por dia.

Para gripes e resfriados

Consumir nozes ao natural ou o leite de nozes.

Para diabetes

Pelo processo de decocção, cozinhar 20 g de cascas de noz verde em meio litro de água, deixando ferver por alguns minutos. Tomar uma xícara do chá duas vezes ao dia.

Para lábios ressecados e calcanhares rachados

Comer cinco a oito unidades de nozes, mastigando-as bem. Pode-se também adicioná-las a sucos naturais como pêssego, morango, caju.

Para desgaste da visão e inflamações oculares

Consumir cinco nozes diariamente, pelo tempo que desejar.

Pequi
(categoria: oleaginosa)

Características

O pequi é uma fruta típica do Cerrado brasileiro. Também chamado de pequiá, piqui, piquiá, seu nome é originário do tupi-guarani: *py* significa "pele" e *qui*, "espinhos", em alusão aos espinhos presentes em seu caroço.

Contém ácidos graxos mono e poli-insaturados, semelhantes aos encontrados nas oleaginosas e no azeite. Essas gorduras "do bem" podem reduzir os níveis de colesterol LDL no sangue, evitando acúmulo de placas de gordura e beneficiando o coração, bem como fortalecer a visão, a pele e o sistema imunológico.

Do pequi se extrai um óleo que pode ser utilizado, junto com mel de abelhas, para combater gripes, resfriados, bronquite e problemas respiratórios; também é usado largamente na culinária e na área cosmética, com a produção de sabonetes e cremes.

As folhas do pequi, quando utilizadas em chás, são benéficas para promover a limpeza e a desintoxicação do fígado.

Propriedades nutricionais

- Vitaminas: A-retinol, B1-tiamina, B2-riboflavina, B3-niacina, C-ácido ascórbico, E-tocoferol.
- Sais minerais: fósforo, magnésio, potássio, ferro, cobre, sódio.
- 205 kcal.
- Fibras (pectina), proteínas, carboidratos, ácidos esteárico, palmítico e láurico, ácidos graxos (Ômega 3-linoleico, Ômega 9-ácido oleico), carotenoides (licopeno).

Indicações terapêuticas
Para asma

Extrair o óleo do pequi e polvilhar sobre as refeições, duas a três vezes ao dia.

Pera
(categoria: semiácida)

Características

A pera é o fruto da pereira, árvore originária da Ásia e da Europa, da região mediterrânea, principalmente da Grécia, e cultivada em milhares de variedades, sendo as principais Willians, D'Anjou e Packham's Triumph. Entre as frutas, é a que fornece maior quantidade de pectina, tipo de fibra solúvel responsável por envolver as moléculas gordurosas e excretá-las do organismo. Sendo assim, ajuda no processo digestivo e atua como regulador da função intestinal, evitando obstipação. Também é recomendada na alimentação de diabéticos, pois possui um baixo índice glicêmico, e de pessoas com doenças renais (nefríticos) e intestinais, convalescentes e hipertensas.

Além disso, para as demais pessoas, comê-la uma hora antes das refeições ou duas horas depois ajuda a purificar o sangue, mantendo estáveis as taxas de colesterol e baixando o ácido úrico; ainda tem função laxativa e expectorante, e é benéfica contra a hipofunção da glândula tireoide, por sua elevada quantidade de iodo.

Quem trabalha com atividade mental muito intensa, deve comer pelo menos uma pera por dia, pois revigora, acalma os nervos e estimula as funções cerebrais.

Propriedades nutricionais

- Vitaminas: B1-tiamina, B2-riboflavina, B5-ácido pantotênico, C-ácido ascórbico.
- Sais minerais: potássio, cálcio, fósforo, zinco, enxofre, magnésio, silício, ferro, cobre, níquel.
- 57 kcal.
- Água (85%), hidratos de carbono (açúcares, 13%), fibras (pectina).

Indicações terapêuticas

Para cistite

Preparar uma infusão com uma colher (chá) de folhas da pereira para uma xícara de água. Tomar uma xícara desse chá três vezes ao dia, sem adoçar.

Para hipertensão

Comer diariamente três a cinco unidades de pera, ou um copo de seu suco duas a três vezes ao dia, sendo o primeiro logo de manhã, em total jejum, alimentando-se uma hora depois. O tratamento deve ser feito por no mínimo quinze dias. O resultado é surpreendente!

Suco desintoxicante do organismo

Centrifugar: 2 peras com casca; 2 folhas de couve; 40 g de salsão; 20 g de agrião. Tomar imediatamente.

Pêssego
(categoria: ácida)

Características

Com origem nas montanhas do Tibete e da China, onde ainda hoje é símbolo de longevidade, o pêssego foi cultivado pela primeira vez em 3000 a.C. e, por volta de 2000 a.C., chegou à Grécia, mas o restante da Europa não tardou em se beneficiar nutricionalmente desse fruto.

O pêssego é ideal para quem está sob dieta de emagrecimento, uma vez que possui pouquíssimas calorias e é um dos frutos mais bem tolerados pelo estômago. Contudo, deve-se comê-lo sempre ao natural e evitá-lo após as refeições.

Possui diversas propriedades benéficas ao organismo, como: é laxante, diurético, expectorante, desintoxicante e depurativo do sangue e da vesícula; é indicado nas afecções de fígado, herpes, e nas enfermidades do pulmão; é recomendado em casos de retenção de urina e de cálculos renais; produz efeitos sedativos, afastando a insônia, e é um verdadeiro bálsamo para o sistema nervoso, combatendo o estresse. Com propriedades antioxidantes como carotenos, flavonoides e vitamina C, o pêssego é um importante tônico para a pele e combate doenças cardiovasculares, a gengivite, a infertilidade masculina e a hipertensão. E, ainda, contém tanta quantidade de hidratos de carbono (como as maçãs) que sua capacidade mineralizadora e sua acidez são bastante benéficas ao aparelho digestivo, estimulando o apetite, a digestão e o metabolismo.

Contudo, as folhas do pessegueiro possuem uma substância, o ácido cianídrico, prejudicial à saúde. Então, se for tomar o chá dessas folhas, procure orientação de um profissional.

Propriedades nutricionais

- Vitaminas: A-retinol, B1-tiamina, B2-riboflavina, B5-ácido pantotênico, C-ácido ascórbico.
- Sais minerais: potássio (215 mg), magnésio, zinco, selênio, fósforo, cálcio, ferro, níquel, sódio.
- 39 kcal.
- Carotenos, flavonoides (antioxidantes), glutationa.

Indicações terapêuticas

Para regularizar as funções intestinais e renais, fortalecer o fígado, o baço e o pâncreas

Bater no liquidificador a polpa de dois pêssegos com um copo de água. Tomar esse suco por trinta dias consecutivos, em total jejum, alimentando-se somente uma hora depois.

Para hipertensão

Bater no liquidificador a polpa de dois pêssegos com um copo de água. Tomar esse suco duas a três vezes ao dia, ou comer essa mesma quantidade da fruta, mastigando-a bem antes de engolir.

Para prevenir câncer

Inserir o pêssego em sua dieta diária.

Para anemia

Tomar um suco natural de pêssego, adoçado com melado de cana ou mel.

Para estresse e insônia

Tomar um suco natural de pêssego, adoçado com mel.

Para rejuvenescer a pele e evitar manchas, cravos e espinhas

Bater no liquidificador a polpa de dois a três pêssegos com dois dedos de água e tomar esse suco durante trinta dias, pela manhã, em total jejum, alimentando-se quinze minutos depois.

Pistache
(categoria: oleaginosa)

Características

O pistache começou a ser cultivado nas terras santas do Oriente Médio, em regiões desérticas. Naquela época, os casais tinham por hábito encontrar-se à noite, à luz do luar, debaixo das árvores de pistache para ouvir o estalo dos frutos se abrindo, pois acreditavam que, dessa forma, teriam boa sorte no amor e o relacionamento se tornaria perene. E, ainda hoje, por esse mesmo motivo, nos casamentos costuma-se colocar sobre as mesas um prato de pistaches para os convidados comê-los ou levá-los como lembrança.

Contudo, ele não é somente rico em histórias, mas também em nutrientes. O potássio encontrado no pistache ajuda a controlar a pressão arterial. Duas porções que cabem na palma da mão contêm mais potássio do que uma unidade de banana. Além disso, seu consumo regular garante boas doses de dois antioxidantes essenciais à saúde e à proteção dos olhos, a luteína e a zeaxantina; também contém abundantes fitoesteróis responsáveis pela redução do "mau" colesterol (LDL) e, consequentemente, de doenças cardíacas; e, ainda, o aminoácido arginina, que proporciona inúmeros benefícios ao organismo (ver Introdução).

Propriedades nutricionais

- Vitaminas: A-retinol, B1-tiamina, B2-riboflavina, B3-niacina, B6-piridoxina, E-tocoferol.
- Sais minerais: cálcio, magnésio, ferro, cobre, potássio, fósforo, zinco, selênio.
- 557 kcal.
- Carboidratos complexos, fibras e proteínas, aminoácidos (arginina), carotenoides (luteína e zeaxantina – antioxidantes).

Indicações terapêuticas

Consumir 30 g de pistache diariamente, ou em dias alternados, pode ajudar os diabéticos a apresentar baixas significativas nas taxas de colesterol ruim e triglicérides – dupla que se acumula nos vasos sanguíneos e causa infartos e derrames. Além disso, melhora os níveis de gordura do nosso sangue – amenizando a rigidez arterial e, com isso, prevenindo os males cardiovasculares – e aumenta o teor de antioxidantes no nosso organismo, eficazes no combate aos males causados pelos radicais livres, como a degeneração das células e o envelhecimento precoce.

Portanto, se consumido com moderação, pois é muito calórico, seus benefícios são inquestionáveis.

Pitanga

(categoria: semiácida)

Características

Fruto da pitangueira, árvore de origem brasileira, nativa da Mata Atlântica, a pitanga mede de 2 a 3 cm de diâmetro, é arredondada e achatada nas extremidades; tem sabor agridoce, polpa suculenta, rosada e aromática, e sua casca, dependendo do grau de maturação, possui tonalidade que varia entre branca, alaranjada e vermelho-escuro. Essa coloração vermelha, por sinal, deve-se à presença de licopeno, antioxidante eficaz na prevenção do câncer, principalmente o de próstata. Além disso, a pitanga é diurética e ajuda no processo de digestão.

Propriedades nutricionais

- Vitaminas: A-retinol, B2-riboflavina, B3-niacina, C-ácido ascórbico.
- Sais minerais: cálcio, magnésio, ferro, fósforo, potássio, iodo, selênio, zinco.
- 38 kcal.
- Carotenoides (licopeno).

Indicações terapêuticas

Para bronquite, gota, reumatismo, verminose, hipertensão, ansiedade, estados febris, afecções do fígado, diabetes

Preparar uma infusão com uma xícara (chá) de folhas de pitangueira, jogando uma xícara de água fervente sobre as folhas. Tomar esse chá três vezes ao dia.

Para insônia, ansiedade e estresse

Tomar um copo de suco natural de pitanga duas a três vezes ao dia, sendo uma vez à noite, antes de deitar-se, adoçado com mel.

Para próstata

Secar folhas da pitangueira ao sol e preparar uma infusão utilizando uma colher (chá) dessas folhas para uma xícara de água de fervente, jogada sobre elas. Tomar duas a três xícaras do chá durante o dia. Paralelamente, também tomar o suco natural de pitanga.

Para fortalecer o sistema imunológico e como diurético

Ingerir com frequência pitanga ou seu suco natural.

Pitaya
(categoria: semiácida)

Características

Popularmente conhecida como a "fruta do dragão", a pitaya possui três variedades mais conhecidas: vermelha, esta cor prevalece tanto na parte exterior como interior; amarela: esta cor prevalece externamente e o seu interior é branco; e branca: externamente, tem um tom de rosa e o seu interior é branco.

Na pitaya existe uma substância importantíssima para nossa dieta: a tiramina, que aciona um hormônio produzido no pâncreas, o glucagon, que transforma a gordura em energia e inibe o apetite, prolongando a sensação de saciedade. Além disso, possui outros benefícios: fortalece todo o sistema imunológico; reduz os níveis de colesterol "ruim" (LDL); retarda o envelhecimento; controla a hipertensão, devido a um bom aporte de potássio; controla os níveis de açúcar no sangue; previne enfermidades como o diabetes e o câncer de cólon, pela ação de seus oligossacarídeos; e, devido a seu alto teor de fibras, melhora consideravelmente as funções intestinais e os movimentos peristálticos.

A melhor forma de consumi-la é ao natural ou seu suco.

Propriedades nutricionais

- Vitaminas: A-retinol, B1-tiamina, B2-riboflavina, B3-niacina, C-ácido ascórbico.
- Sais minerais: magnésio, cálcio, ferro, fósforo, potássio.
- 50 kcal.
- Fibras, proteínas, Ômega 3-linoleico, enzimas digestivas, tiramina.

Indicações terapêuticas

Para ácido úrico e gota

Comer frequentemente pitaya, pois isso ajuda a diluir a proteína purinas, causadora da gota.

Para problemas renais

Comer os talos e as flores da pitaya.

Para ressecamento vaginal e como laxante

Comer as sementes da pitaya.

Pitomba

(categoria: semiácida)

Características

Fruta de origem brasileira e encontrada em abundância na região Nordeste do Brasil, a pitomba é conhecida também como "olho-de-boi" ou "caruiri". Pertencente à família da jabuticaba, apresenta a mesma polpa esbranquiçada e, nisso, também se assemelha à lichia. Quando madura, é adocicada.

Por conter um percentual alto de vitamina C, colabora na produção de colágeno do organismo, acelera o processo de cicatrização, auxilia na reparação e na manutenção de ossos e dentes e tem ação antioxidante, combatendo os radicais livres.

Pode ser consumida ao natural ou seu suco (polpa), pois alimenta e não engorda.

Propriedades nutricionais

- Vitaminas: A-retinol, C-ácido ascórbico.
- Sais minerais: ferro, magnésio, cálcio, potássio.
- 33 kcal.
- Fibras, proteínas.

Romã
(categoria: ácida)

Características

A romã é o fruto da romãzeira, árvore comum no mediterrâneo oriental e médio oriente, mas que também pode ser vista no Brasil enfeitando parques e jardins. Contudo, o que a maioria das pessoas desconhece é o enorme valor nutricional dessa fruta funcional, composta de nutrientes que potencializam as defesas do nosso organismo, evitando doenças.

Com poderosa ação anti-inflamatória e bactericida, a romã também está impregnada de substâncias antioxidantes, que, como sabemos, contribuem para retardar o envelhecimento precoce, reduzem riscos do desenvolvimento de enfermidades como artrite e hipertensão, bem como diminuem a probabilidade de o colesterol LDL ("ruim") oxidar-se e tornar-se aterogênico, ou seja, causar o entupimento das artérias com placas de gorduras (arteriosclerose). E, dentre essas substâncias, a principal delas é a punicalagina, que concentra no sumo das sementes de romã e em sua casca (extrato ou pó) um poder antioxidante cinco vezes maior que qualquer outra fruta e três vezes maior que o chá verde, além de não conter cafeína.

Como se não bastasse, a romã ainda é diurética, mineralizante e refrescante, pois em suas sementes, recobertas por uma polpa levemente adocicada, que pode ser consumida ao natural ou em sucos, encontram-se ácidos orgânicos – elágico, cítrico, málico e tartárico, fundamentais para manter a reserva alcalina do corpo –, e em sua casca, ideal para se preparar chás, há tanino, resina, açúcares e antocianinas; substâncias, como já vimos, essenciais à saúde.

Na fitoterapia e na medicina ayurveda, a romã é utilizada para combater infecções de garganta, taxas elevadas de açúcar no sangue, labirintite, inchaço da próstata e até tumores, em particular os de mama, cólon e próstata.

Propriedades nutricionais

- Vitaminas: B1-tiamina, B2-riboflavina, B5-ácido pantotênico, B9-ácido fólico, C-ácido ascórbico, K-naftoquinonas.
- Sais minerais: cálcio, magnésio, ferro, potássio, fósforo, zinco, cromo, cobre, magnésio, selênio, sódio.
- 67 kcal.
- Aminoácidos (metionina, prolina e valina), ácidos orgânicos (elágico, cítrico, málico e tartárico), lipídeos, fibras, proteínas, esteróis, polifenóis flavonoides (antocianinas, tanino e punicalagina), hormônio serotonina e traços de estrogênio.

Indicações terapêuticas

Para combater a teníase (infecção causada pela ingestão de carne de porco malpassada e contaminada por vermes do gênero Taenia)

Preparar uma infusão (fria) com 60 g de raízes de romã em 1 litro de água. Depois de 24 horas, ferver o conteúdo até que se reduza à metade. Deixar esfriar e tomar duas xícaras desse chá com um intervalo de duas horas entre uma e outra. Quatro horas depois, tomar uma dose de óleo de rícino e repousar durante dois dias.

Para inflamações na garganta, purificar o hálito, curar aftas e fortalecer as gengivas

Preparar uma infusão com 30 g de flores da romãzeira para 1 litro de água fervente. Deixar esfriar e fazer bochechos várias vezes ao dia.

Outra receita é, pelo processo de decocção, cozinhar uma colher (sopa) de cascas de romã em uma xícara de água. Deixar ferver por três a cinco minutos e, após esfriar, fazer gargarejos diversas vezes ao dia.

Para catarata, glaucoma, "moscas volantes"

Preparar um colírio com as sementes da romã, do seguinte modo: lavar bem uma romã madura, cortar suas duas extremidades e abri-la cuidadosamente, removendo minuciosamente todas as sementes. Depois, espremer bem as sementes até formar um suco com tonalidade avermelhada. Coá-lo para eliminar qualquer resíduo e colocá-lo em um vidro higienizado e esterilizado, mantendo-o sob refrigeração.

Pingar uma gota do colírio em cada olho diariamente. Sua validade é de vinte dias.

Para regularizar a pressão sanguínea

Tomar diariamente 150 ml de suco de romã por duas semanas.

Para evitar obstrução das artérias ou reverter os efeitos desta enfermidade

Tomar um copo de suco de romã diariamente, por pelo menos noventa dias.

> *Observações:*
> Um estudo publicado pela revista americana *Clinical Nutrition*, feito com dois grupos de pacientes com arteriosclerose, comprovou, no grupo que consumiu suco de romã durante um ano, uma redução de até 40% da placa de gordura das artérias carótidas, enquanto o entupimento das artérias do grupo que não tomou o mesmo suco aumentou cerca de 15%. Contudo, para uma boa saúde do sistema cardiovascular, não se deve

somente consumir o suco de romã; tudo em seu corpo deve estar em equilíbrio. Por isso, recomenda-se uma alimentação saudável, sempre incluindo vegetais e frutas frescas, evitar gorduras e alimentos processados e, principalmente, livrar-se a todo custo do sedentarismo, praticando alguma atividade física compatível com a situação de cada um, como caminhadas ou andar descalço na terra ou na grama, que são condutores energéticos que eliminam as energias negativas e nos enchem de boas energias, sendo um verdadeiro alimento da alma.

Sapoti
(categoria: doce)

Características

Fruto semelhante ao caqui em sabor e nutrientes, o sapoti é cultivado no Brasil, principalmente no Nordeste. Quando verde, é rico em tanino, porém, ao amadurecer, perde essa substância por completo.

O sapoti é muito saboroso, doce e sem acidez, e pode ser consumido ao natural ou em sucos. Sua composição contém bom aporte de fibras, razão pela qual é um laxante suave e eficaz, e possui ação anti-inflamatória. Além disso, facilita a produção de bílis (ação colerética), bem como sua eliminação (ação colagoga), sendo, assim, excelente no combate às doenças do fígado e da vesícula biliar. Já suas sementes, quando trituradas e diluídas em água, são diuréticas e também usadas para eliminar cálculos renais.

Curiosidade:
O látex do sapotizeiro – árvore que dá o sapoti – era usado como goma de mascar pelos maias e astecas,

entre outras civilizações pré-colombianas. A essa resina, os nativos davam o nome de "chicle". Já a guloseima que conhecemos hoje surgiu no final do século 19. Mais precisamente em 1872, ano em que o inventor americano Thomas Adams fabricou o primeiro lote de chicletes em formato de bola e aromatizando com resinas naturais com extrato de alcaçuz. Contudo, em meados do século 20, especialmente após a Segunda Guerra (1939-1945), as resinas naturais foram substituídas pela borracha sintética, a partir do refino do petróleo, por ser bem mais barata (*Superinteressante*, on-line, 4 jul. 2018). Portanto, ainda que hoje ainda existam chicletes com seivas e adoçantes naturais, não podemos esquecer que sua base ainda é uma borracha, na qual são adicionados corantes, conservantes, açúcares, fragrâncias e essências de sabor.

Propriedades nutricionais

- Vitaminas: A-retinol, B1-tiamina, B2-riboflavina, B5-ácido pantotênico, C-ácido ascórbico.
- Sais minerais: cálcio, fósforo, ferro, magnésio, silício, potássio, sódio.
- 83 kcal.

Indicações terapêuticas

Para desnutrição e convalescença

Comer três a seis sapotis diariamente.

Para diarreia, estados febris e verminose

Pelo processo de decocção, cozinhar uma porção de cascas do sapotizeiro em um pouco de água, deixar ferver por alguns minutos e, depois de esfriar, tomar uma a três xícaras desse chá durante o dia.

Seriguela ou siriguela
(categoria: doce)

Características

Fruta muito comum no Nordeste brasileiro, a seriguela é rica em carboidratos, fibras e proteínas, além de conter substâncias antioxidantes, diuréticas, digestivas e antianêmicas, que fortalecem o sistema imunológico, os ossos, nervos etc.

Propriedades nutricionais

- Vitaminas: A-retinol, C-ácido ascórbico, B5-ácido pantotênico, B6-piridoxina.
- Sais minerais: cálcio, magnésio, ferro, fósforo, potássio, zinco, cobre, sódio.
- 75,6 kcal.
- Carboidratos, fibras, proteínas.

Tâmara

(categoria: doce)

Características

Supõe-se que a tamareira, palmeira que pode chegar a 20 metros de altura, seja originária de terras às margens do rio Nilo e Eufrates, do antigo Egito e da Mesopotâmia. No Marrocos, existem mais de cinquenta variedades de tâmara, que tem também como seus maiores produtores o Egito e o Iraque; aliás, essa é a fruta mais valiosa de todo o deserto.

A tamareira é uma árvore hermafrodita, que, por isso, produz brotos femininos e masculinos e frutos que inicialmente apresentam cor verde e depois adquirem tonalidade vermelha ou um tom dourado muito intenso; estes podem ser comidos frescos ou secos, quando são mais conhecidos e, nessa condição, apresentam cor de ferrugem ou castanho-escura.

A tâmara possui muitos nutrientes e benefícios à saúde: fortalece o sistema imunológico; é anti-inflamatória, calmante, combate a anemia e qualquer tipo de hepatite; reduz a constipação e as alergias; estimula o apetite; promove ganho de peso, se consumida em grandes quantidades; seu consumo regular e prolongado melhora a visão, estimula o olfato e também a percepção; logo que é consumida, revitaliza e reabastece imediatamente o corpo de energia.

As muitas vitaminas presentes na tâmara são coadjuvantes poderosos que ajudam o corpo a metabolizar carboidratos, proteínas e gorduras "do bem" (insaturadas).

Propriedades nutricionais

- Vitaminas: A-retinol, B1-tiamina, B2-riboflavina, B3-niacina, B5-ácido pantotênico, B6-piridoxina, B9-ácido fólico, C-ácido ascórbico, K-naftoquinonas.
- Sais minerais: ferro, fósforo, magnésio, cálcio, potássio (em quantidade três vezes maior que a encontrada na banana), enxofre, cobre, manganês.
- 147 kcal (tâmaras frescas); 298 kcal (tâmaras secas).
- Carboidratos (frescas, entre 20% e 35%; secas, entre 55% e 80%), fibras, proteínas, polifenóis flavonoides (tanino), carotenoides (zeaxantinas – antioxidantes).

Observação:
Na região Nordeste do Brasil já se cultiva a tâmara, inclusive aqui, quando a tamareira atinge dois anos, já passa a dar frutos, enquanto no deserto do Oriente demora até quatro anos.

Indicações terapêuticas

Para alergias

O enxofre presente na tâmara é capaz de reduzir os impactos da rinite alérgica sazonal; então, adicioná-la à alimentação regular é uma ótima maneira de conter os efeitos dessa alergia.

Para estimular o apetite

Comer tâmaras constantemente e em pequenas porções ao longo dia, longe das refeições.

Para fortalecer os ossos

Consumir regularmente duas a três unidades de tâmaras ao longo do dia.

Para anemia

A anemia é uma condição muito comum entre pessoas que adotam dietas sem orientação de um profissional da saúde, pois se privam de nutrientes necessários ao organismo, como do mineral ferro. A tâmara contém níveis impressionantes desse mineral, o que a torna um suplemento dietético perfeito para essa situação.

Para ganhar peso, massa muscular e fortalecer os músculos

Consumir porções generosas e regulares de tâmaras ao longo do dia.

Para aliviar os efeitos da "ressaca"

Comer tâmaras na manhã seguinte ao consumo exagerado de bebidas alcoólicas promove alívio rápido ao desconforto; porém, o melhor mesmo é nunca abusar do álcool!

Tamarindo
(categoria: ácida)

Características

O tamarindo, que chega a medir 20 m de altura e cresce naturalmente em regiões de clima tropical e subtropical, produz frutos que levam esse mesmo nome e apresentam-se sob a forma de uma vagem com a casca marrom, a qual, em média, tem em seu interior dez sementes.

No Brasil, o maior cultivo de tamarindo se dá na região Nordeste e, comercialmente, pode ser totalmente aproveitado em sucos, geleias, doces, molhos, licores, também como especiaria, tempero, e até, suas sementes, na indústria de papel e têxtil. A casca, se não for retirada, preserva sua polpa por muito tempo, a qual é rica em ácidos orgânicos fundamentais para manter a reserva alcalina do corpo. Já com o germe da semente se produz uma goma, largamente utilizada na culinária japonesa, e suas flores e folhas também podem ser consumidas em saladas e sopas.

Além disso, possui substâncias antibacterianas, anti-inflamatórias, expectorantes, laxantes e antifúngicas, capazes de combater problemas do sistema digestivo, evitar a produção de gases no intestino e regular a taxa de açúcar no sangue, ideal para diabéticos.

> *Observação:*
> O suco de tamarindo deve ser ingerido tão logo preparado, caso contrário, pode causar distúrbios intestinais.

Propriedades nutricionais

- Vitaminas: A-retinol, B1-tiamina, B2-riboflavina, C-ácido ascórbico.
- Sais minerais: ferro, fósforo, cálcio, magnésio e zinco.
- 295 kcal.
- Ácidos orgânicos (málico, tartárico e cítrico), proteínas, carboidratos, gorduras e fibras.

Indicações terapêuticas

Para obstipação intestinal

Pelo processo de decocção, cozinhar 100 g de tamarindos em um litro de água fervente. Tomar uma a três xícaras desse chá por dia.

Para espinhas no rosto e nas costas

Triturar as sementes de tamarindo e adicioná-las ao vinagre natural de maçã e à argila verde. Aplicar sobre as regiões afetadas e deixar agir por quarenta e cinco minutos. Depois, remover com água em temperatura ambiente.

Umbu

(categoria: ácida)

Características

Fruto originário da região da Caatinga brasileira, mas também encontrado em Pernambuco, Alagoas, Paraíba, Piauí, Bahia e no norte de Minas Gerais, o umbu possui casca esverdeada e polpa ácida, porém deliciosa. Pode ser consumido ao natural, em sucos ou, suas folhas, em chás, que podem ser adoçados com mel, caso se prefira.

Propriedades nutricionais

- Vitaminas: A-retinol, B1–tiamina, B2–riboflavina, B3–niacina, C-ácido ascórbico.
- Sais minerais: cálcio, magnésio, fósforo, ferro, potássio, zinco.
- 44 kcal.
- Fibras, proteínas, polifenóis (flavonoides) em quantidade semelhante à encontrada nas uvas.

Indicações terapêuticas

Para problemas nas córneas

Ferver folhas do umbuzeiro em água mineral e, depois de esfriar, aplicá-las cuidadosamente sobre os olhos.

Para ação antidiarreica e vermífuga

Comer porções de umbu com as sementes ao longo do dia, longe das refeições.

Uva
(categoria: ácida)

Características

Frutos da videira, as uvas são conhecidas tanto por seu sabor delicioso, por suas muitas utilidades, já que delas se obtêm fruto, sumo, extrato, vinho e passa, quanto pelos inúmeros benefícios à saúde de quem as consome com regularidade. Há relatos de que Mahatma Gandhi, durante seus longos jejuns, bebia apenas suco de uva puro para nutrir-se.

Quando consumidas ao natural, ou principalmente por meio de seu extrato, são consideradas poderosos antioxidantes, depurativos naturais do sangue, cicatrizantes e, graças a sua capacidade regeneradora, recuperam casos de anemia, fadiga e estresse. Também são insubstituíveis no tratamento de intoxicações, inflamações, afecções respiratórias, circulatórias e dos órgãos genitais, e de desordens do aparelho digestivo (fígado e baço), ao aumentar a secreção biliar. Ligeiramente diuréticas, melhoram as funções renais (combatem nefrite e cálculos) e da bexiga, ajudando a eliminar o ácido úrico. E ainda, embora não esteja totalmente comprovado, se acredita que seu consumo constante possa diminuir a probabilidade de desenvolvimento de tumores no organismo e, por fortalecer as funções cerebrais, auxiliar no combate ao mal de Alzheimer e às deficiências mentais.

Quando consumidas ao natural, as uvas são um alimento refrescante, além de muito energético, por sua grande variedade de fitonutrientes, como o potássio. Contudo, vale lembrar que as uvas mais escuras possuem maior quantidade de fitonutrientes; portanto, quanto mais escuras, mais nutritivas são.

Aconselha-se consumir as uvas, ou seu extrato, uma hora antes ou duas horas depois das refeições, uma vez que fermentam no estômago rapidamente. E para quem tem pressão alta e diabetes, esse consumo deve ser bastante moderado, pelo teor elevado de açúcar da fruta.

Extrato de uva

Como vimos acima, as uvas são muito nutritivas e benéficas ao organismo, mas, se somente as consumirmos ao natural ou em sucos, não é possível extrair-lhes todas as substâncias e propriedades medicinais que possuem. Para isso, é essencial obter o extrato da uva, somente conseguido pelo sistema de cozimento a vapor, sem adição de álcool nem de aditivos químicos.

Nesse processo, deve-se deixar as uvas por vinte minutos mergulhadas em uma mistura de água com limão, para eliminar o sulfato de cobre, substância colocada nas plantações de videira para evitar a propagação de pragas. Em seguida, arrumar as uvas inteiras na travessa e deixá-las cozinhar no vapor por cerca de trinta minutos. Depois de frio, transferir o conteúdo líquido que está no fundo da travessa para um recipiente de vidro bem higienizado e guardar na geladeira. Esse extrato deve ser consumido por um prazo de cinco a oito dias, uma vez que não possui conservantes nem aditivos químicos. Normalmente, um quilo de uvas produz meio litro de extrato de uva.

Da polpa da uva que ficou na travessa perfurada, por sua vez, podemos remover as sementes, transportá-las para a travessa lisa, adicionar açúcar orgânico ou mascavo e cozinhá-las por mais dez minutos no vapor. Teremos, então, uma excelente geleia totalmente natural, livre de conservantes e de aditivos químicos.

Na medicina natural, o extrato de uva é tradicionalmente usado para tratar problemas como artrite, reumatismo e para aliviar a retenção de líquidos e a micção dolorosa. Outrossim, produz efeitos positivos nos distúrbios hepáticos, como a hepatite, a icterícia e a hipoglicemia.

Outro modo de utilizar essa polpa é remover-lhe as sementes e deixá-la secar, obtendo-se a uva-passa.

Uva-passa

A uva-passa é um alimento perfeito, pois contém nutrientes superiores a sua versão original (fresca), perdendo, apenas, nos valores antioxidantes.

Como sabemos, a uva-passa não contém água; porém, estudos e pesquisas realizados mostram que, mesmo assim, as vitaminas, os sais minerais e outras substâncias, presentes na uva logo que é retirada do cacho, permanecem e, inclusive, tornam-se mais potentes e concentrados.

Dessa forma, a uva-passa nos fornece energia, força, disposição imediatamente depois de ser ingerida. Também age na prevenção de câncer e de doenças como Alzheimer, demência e Parkinson, controlando os tremores involuntários, além da degeneração macular. Promove, ainda, a saúde bucal, especialmente das gengivas, e ajuda no combate à labirintite (as de cor escura). As suas fibras são eficazes na cura da prisão de ventre, bem como protegem e regulam o sistema digestivo.

Para as mulheres, é uma grande aliada, pois, por conter o mineral boro, essencial à saúde óssea, é uma poderosa coadjuvante na prevenção da osteoporose, quando a mulher está na menopausa, e também melhora a absorção do hormônio estrogênio, um dos responsáveis pela síntese de vitamina D no organismo.

A uva-passa tem a concentração de carboidratos complexos aumentada; por isso, desaconselha-se seu consumo a diabéticos e a pessoas com predisposição a ganho de peso. Às demais, evitar consumir mais de quatro colheres (sopa) diariamente.

Suas principais propriedades nutricionais são:

- 0,5 g de gorduras totais, 0 colesterol, 61 g de carboidratos complexos (frutose), 3,3 g proteínas e 4 g de fibras alimentares;
- sais minerais: 751 mg de potássio, 15% da necessidade diária de ferro, 5% da necessidade diária de cálcio, e 10 mg de sódio;
- 298 kcal.

Uvas sem sementes

Esse tipo de uva foi desenvolvido na Universidade da Califórnia (EUA) com uvas brancas, utilizando a variedade Thompson Seedless, talvez a mais importante do ponto de vista comercial. Hoje, nos Estados Unidos, praticamente só existem uvas sem sementes. Posteriormente, algumas regiões do Chile também passaram cultivá-las, em virtude do clima ser bem parecido com o da Califórnia.

No Brasil, existem cultivos em várias regiões do país, principalmente no Vale do São Francisco (Pernambuco e Bahia), onde os produtores também colocaram no mercado a primeira variedade de uva negra sem semente, chamada BRS Vitória e desenvolvida pela Embrapa. Esse tipo de uva produz duas safras por ano, chegando a 50 mil quilos por hectare, enquanto a variedade branca produz apenas uma safra por ano, com 25 mil quilos por hectare.

Vinhos

Como sabemos, das uvas obtemos o vinho, que mantêm as mesmas propriedades da fruta; entretanto, por causa da adição alcoólica em sua fórmula, não fazem tão bem como muitos imaginam e divulgam, pois, ainda que exista o conceito de que beber vinho faz bem à saúde, isso está totalmente errado, a menos que se beba esporadicamente, com moderação, e olhe lá... Nosso organismo produz o álcool suficiente de que necessita, e seu excesso, como é sabido, causa alterações fisiológicas e comportamentais desagradáveis. Existem pelo menos sessenta formas diferentes de o álcool nos causar algum mal, e não apenas as enfermidades mais evidentes, relacionadas ao fígado, mas também às ligadas ao desenvolvimento de alguns tipos de câncer, como de boca, das cordas vocais, de esôfago, fígado, garganta, laringe e mama.

Portanto, se você tem algum problema que o impeça de ingerir álcool ou quer beber vinhos sem correr risco de saúde, escolha consumir os sem álcool, mesmo os canônicos.

> *Curiosidade:*
> A médica Theresa Hydes e outros autores realizaram um estudo relacionado às consequências do consumo

de 750 ml de vinho por semana por homens e mulheres. Os resultados revelaram que, nas mulheres, isso correspondia a terem fumado dez cigarros por semana; circunstância que eleva as possibilidades de elas desenvolverem câncer, principalmente de mama. Já nos homens, esse índice caía para cinco cigarros semanais, o que, ainda que aparentemente seja menos prejudicial, também predispõe ao surgimento de cânceres.

O intrigante é que quase todos os usuários frequentes de álcool não compreendem nem aceitam que isso possa fazer tão mal quanto o tabagismo, o que é profundamente lamentável (o estudo foi feito pelo University Hospital de Southampton NHS Foundation Trust e pelas Universidades de Bangor e de Southampton, todos no Reino Unido, e publicado pela revista *BMC Public Health*).

Propriedades nutricionais

- Vitaminas: A-retinol, C-ácido ascórbico, D3-colecalciferol (traços), E-tocoferol, K-naftoquinonas e todas as vitaminas do complexo B: B1-tiamina, B2-riboflavina, B3-niacina (nicotinamida), B4-adenina, B5-ácido pantotênico, B6-piridoxina, B7- biotina, B9-ácido fólico, B12-cobalamina (rara nos vegetais), B17-amygdaline (sementes).

- Sais minerais: potássio, enxofre, silício, ferro, fósforo, magnésio, cálcio, boro, cloro, sódio.
- Proteínas, fibras, ácido paraminobenzoico, colina, mesoinositol.
- Polifenóis (flavonoides) encontrados nas cascas e sementes da uva: resveratrol (em quantidade superior nas uvas preta e vermelha) e leucoantocianidinas (somente encontradas nas sementes das uvas pretas).

Indicações terapêuticas

Para anemia

Tomar por dia três copos do extrato de uva puro, sem adoçar e comer duas colheres (sopa) uva-passa preta por dia.

Para doença de Alzheimer (prevenção e para quem está com o problema)

Tomar por dia dois a três copos do extrato de uva e comer uvas-passas pretas constantemente.

É importante, no caso da doença de Alzheimer, praticar alguns exercícios como prevenção e até para quem já tem o problema. Sempre que for fazer algum movimento, faça-o de modo alternado. Por exemplo: se usar o relógio no pulso esquerdo, às vezes use-o no direito. Ao vestir-se, procure iniciar a operação pelo lado contrário do que normalmente você o faz. E assim em outros movimentos.

Para falta de apetite

Ingerir uvas durante o dia e também seu suco puro, sem adoçar.

Para febre

Tomar vários copos de suco de uva durante o dia.

Para labirintite

Ingerir uma colher (sopa) de uvas-passas por dia. Pode mastigá-las bem ou tomar com sucos ou vitaminas.

Para problemas coronários

Para evitá-los e combatê-los, tomar dois copos por dia do extrato puro de uva.

Para pessoas com deficiência mental e memória falha

Com o passar dos anos, a memória falha e a velocidade do raciocínio diminui. Para evitar isso, tomar dois a três copos do extrato de uva por dia.

O extrato de uva previne o problema, mas procure também ler, jogar baralho, fazer palavras-cruzadas.

Para câncer de pele e outros tipos de câncer

Tomar dois a cinco copos por dia do extrato de uva puro e comer frequentemente uvas-passas pretas, em pequenas porções.

Para hipoglicemia

Tomar dois a três copos do extrato de uva por dia e também comer extrato seco de *Pffafia Paniculatta* (brasileira).

Para artrite

Tomar dois a três copos do extrato de uva, sem adoçar.

Para queloide

Aplicar argila medicinal misturada com o extrato de uva sobre a parte afetada, uma a duas vezes por dia, durante sessenta a cento e vinte dias.

Para derrame cerebral (apoplexia)

Tomar diariamente dois a três copos do extrato de uva, sem adoçar.

Outras frutas benéficas e que podem ser usadas de modo constante são o abacaxi, o limão (suco), a maçã, bem como o vinagre natural de maçã. Neste caso, ingerir uma colher (sopa) dele diluído em água, duas vezes ao dia (exceto pessoas com gastrite ou úlceras).

Também se pode aplicar argila medicinal misturada com o vinagre natural de maçã, uma a três vezes ao dia, nas seguintes partes: sola dos pés, em toda a cabeça ou na testa, pescoço e na parte afetada.

E comer todos os dias em uma ou duas refeições: arroz integral e nabo ralado, que pode ser temperado com vinagre natural de maçã ou limão.

Para rejuvenescimento da pele

Em um recipiente de vidro, preparar uma máscara misturando argila com extrato de uva e mexer com um pincel. Quando tiver obtido uma pasta gelatinosa, com a textura de iogurte ou leite condensado, aplicá-la no rosto e no pescoço. Deixar agir por cerca de uma hora e meia. Em seguida, remover a argila com água e uma esponja ou toalha. Se preferir, aplicar um hidratante depois da remoção da argila, mas lembre-se: o extrato de uva já é um hidratante natural tanto para peles oleosas quanto para peles secas. Se ao remover a argila o local estiver vermelho, não se preocupe, pois logo voltará a sua tonalidade natural. Isso ocorre pelo aumento da circulação periférica.

Essa máscara atenua as marcas de expressão, limpa, clareia, elimina manchas e é um dos mais poderosos hidratantes e revigorantes naturais da pele.

Como coadjuvante no combate ao câncer de pele e de outros tipos, aconselha-se o consumo diário de três a cinco copos de extrato de uva puro. Em quaisquer outras situações, tomar um a dois copos do extrato de uva por dia, sempre uma hora antes das refeições ou duas horas depois.

Uvaia
(categoria: ácida)

Características

Também conhecida como uvalha, a uvaia é uma fruta nativa da Mata Atlântica, encontrada principalmente nos estados de São Paulo, Santa Catarina, Paraná e Rio Grande do Sul. O nome uvaia provém da raiz indígena tupi-guarani *ubaia* ou *ybaia*, que significa "fruta azeda".

Com cheiro inconfundível e muito agradável, essa fruta possui casca amarela muito fina, aveludada, que envolve uma polpa com sabor suave e muito gostoso.

Pesquisas têm reconhecido suas propriedades medicinais anti-inflamatórias, adstringentes e digestivas, indicadas também para controlar a pressão arterial, diminuir as taxas de colesterol "ruim" (LDL) e do ácido úrico, regular o sistema cardiovascular e contribuir nos processos de emagrecimento. E ainda possui em suas folhas e caules os ácidos platânico, betulínico e b-sitosterol, compostos que vêm sendo muito utilizados como auxiliares no tratamento de HIV, malária e tumores.

Vale ressaltar que a uvaia amassa com muita facilidade, oxida-se e resseca-se rapidamente, o que torna inviável sua comercialização.

Propriedades nutricionais

- Vitaminas: A-retinol, C-ácido ascórbico (concentração quatro vezes maior que na laranja).
- Sais minerais: magnésio, cálcio, potássio, ferro, fósforo.
- 37,6 kcal.
- Ácidos platânico, betulínico e b-sitosterol.

Indicações terapêuticas

Para baixar taxas de hipertensão, colesterol e ácido úrico, e como digestivo

Preparar uma infusão com uma porção de folhas de uvaia, derramando sobre elas uma xícara de água fervente.

Observação:
Para as demais enfermidades mencionadas, consumir frequentemente a fruta ao natural ou seu suco puro.

Bibliografia

ALFRANCA, Demétrio Laguna. *Alimentate y cúrate com la fruta*. 2. ed. Barcelona: Editorial Sintes, 1959.

ALMEIDA, Jayme Rocha de; VALSECH, Octávio. *Guia de composição de frutas*. Piracicaba: Inst. Zimotécnico, 1946.

BALBACH, A.; BOARIM, D. *As frutas na medicina natural*. Itaquaquecetuba: Edições Vida Plena, 1993.

CAPO, Nicolas. *Trofologia práctica y trofoterapia*. Barcelona: Librería Sintes, 1926.

CARIBE, dr. José; CAMPOS, dr. José Maria. *Plantas que ajudam o homem*. São Paulo: Pensamento Ltda., 1991.

GONÇALVES, Paulo Eiró. *Alimentos que curam*. São Paulo: Ibrasa, 1996.

GOODHART, R. S. *Shils*: nutrição na saúde e na doença. Philadélfia: Lea & Febiger, 1980.

GRANATO, Lourenço. *A conquista da saúde pelas frutas e pelo mel*. São Paulo: Sítios e Fazendas, s/d.

HOEHNE, F. C. *Plantas e substâncias tóxicas e medicinais*. São Paulo/Rio de Janeiro: Graphicars, 1939.

MORAES, Deodato de. *Alimentação*. São Paulo: Melhoramentos, s/d.

PFEIFFER, C. C. *Nutrição e saúde mental.* London: Harper Collins Publishers, 1991.

ROTMAN, Flávio. *A cura popular pela comida.* Rio de Janeiro: Record, 1986.

SCHNEIDER, Dr. Ernest. *A cura e a saúde pelos alimentos.* 2. ed. Santo André/SP: Casa Publicadora Brasileira, 1984.

SCOLNIK, Jaime. *Cura pela medicina naturista*: Lonoart Ltda., 1990.

SOLEIL, dr. *Você sabe se alimentar?* 1. ed. São Paulo: Paulinas, 1992.

TEASDALE, G. A. *A natureza cura.* São Paulo: EMVP, 1988.

Índice remissivo

Este índice serve como um guia rápido para auxiliar os leitores, mas ele não tem a pretensão de ser completo e exaustivo; recomenda-se uma leitura integral e atenta do livro.

A

Abscesso 159

Ação anticoagulante 65

Ação antienvelhecimento 75

Ação antioxidante 75

Ácido úrico 63, 77, 317

Afecções hepáticas 246

Afecções pulmonares 197

Afta 49, 89, 131, 159, 253

Agitação infantil 207

Água no joelho 217

Alergia 104, 252, 299

Alergia de pele 121

Amigdalite 266

Anemia 55, 61, 65, 72, 77, 80, 135, 143, 187, 191, 200, 253, 271, 280, 299, 312,

Angina 185, 218

Ansiedade 249, 284

Antiespasmódico 206

Arteriosclerose 63

Artrite 53, 53, 139, 212, 250, 259, 263, 271, 314

Artrose 53, 263

Asma 81, 197, 198, 200, 274

Ativação da memória 160

Aumento da libido 93

Azia 81, 216

B

Blenorragia 117

Bronquite 57, 61, 66, 77, 81, 131, 153, 198, 199, 243, 255, 284

Bruxismo 249

C

Cabelos ressecados 51

Cabelos desvitalizados 51

Cãibra 104, 127, 163, 227

Cálculo biliar 63, 218

Cálculo renal 56, 259

Cálculo vesicular 56

Calo 120

Câncer 175, 280

Câncer de intestino 105

Câncer de mama 125, 128

Câncer de pele 313

Câncer de próstata 128, 198

Cansaço físico 56

Carência de potássio 106

Carência de vitamina C 120, 125, 175

Carência de vitaminas 50

Caspa 217

Catarata 157, 262, 290

Catarro preso 198

Celulite 56, 133, 263

Cicatrização 121

Cirrose hepática 259

Cistite aguda 197

Cistite 117, 232, 252, 255, 276

Colesterol 317

Colesterol alto 208

Cólica 117

Cólica hemorrágica 243

Cólica intestinal 243

Cólica menstrual 258

Cólica renal 243

Cólica uterina 258

Cólica menstrual 246

Colite 104, 253

Conjuntivite 116, 227

Constipação 253

Convulsão 81, 164, 249

Corrimento vaginal 48, 117, 144, 243

D

Debilidade do cérebro 77

Defesas do organismo 66

Degeneração macular 189, 210

Dentes frouxos 52

Depressão 56, 249

Dermatite 252

Dermatose 144, 188

Derrame cerebral 314

Desgaste da visão 272

Desnutrição 61, 164

Desobstrução das artérias 238

Diabetes 88, 101, 121, 127, 175, 191, 194, 208, 250, 271, 284

Diarreia 116, 170, 175, 198, 210, 249, 253, 295

Disenteria 133, 185, 194

Diurese 81, 89, 175

Doença celíaca 105

Doença coronária 230

Doença cardiovascular 230

Doença da vesícula biliar 159, 162

Doença das vias urinárias 139

Doença de Alzheimer 312

Doença de Parkinson 270

Doença do fígado 159, 162

Dor axilar 226

Dor de cabeça 49, 207

Dor de dente 90

Dor de garganta 266

Dor lombar 53

Dor muscular 53

Dor na coluna 52

Dor nas articulações 171

Dor nos joelhos 52

Dor nos ossos 52

Dor reumática 166

E

Eczema 120, 133, 243

Elefantíase 200

Emagrecimento 58, 60, 216, 226, 232

Enfisema 66

Enjoo 144, 200, 216

Enterite 200

Enxaqueca 52, 218

Erisipela 116, 162, 177, 185, 250, 256

Escorbuto 120, 153, 218, 243

Espinha 302

Esporão de calcâneo 51

Esteatose 207

Estomatite 243

Estresse 280, 284

Estria 145, 238

F

Falta de ar 207

Falta de libido 74

Faringite 197

Febre 116, 117, 139, 175, 243, 264, 284, 295, 313

Feridas bucais 131

Fibromialgia 120, 139

Fortalecimento das unhas 233

Fortalecimento do organismo 74

Fraqueza 198

Fraturas 113

Furúnculo 159, 166

G

Garganta inflamada 253

Garganta irritada 188

Gases 194, 206

Gastrite 104, 242

Gengivite 153, 243

Glaucoma 290

Gonorreia 243

Gota 63, 104, 139, 162, 177, 250, 259, 263, 271, 286

Gripe 56, 57, 66, 198, 271

H

Hematomas 116

Hemorragia uterina 170

Hemorroidas 90, 104, 116, 232, 249, 253

Hepatite 143, 259

Herpes 117

Hidratação da pele 81

Hidratação do cabelo 81

Hidropisia 58, 175

Hipertensão 63, 89, 105, 144, 175, 218, 276, 280, 317

Hipertrofia do coração 117

Hipoglicemia 314

Hipotensão 57

Hipotireoidismo 59

Hormônios 47

HPV 237

I

Icterícia 246

Inchaço 137

Inchaço das pernas 170

Inchaço dos pés 170

Incontinência urinária 121, 170

Infecção intestinal 253

Infecção do aparelho respiratório 170

Infecção na garganta 58

Infecção no intestino 217

Infecção renal 153

Infecção urinária 58, 255

Inflamação da bexiga 231

Inflamação da boca 90

Inflamação da garganta 89, 185

Inflamação das cordas vocais 89

Inflamação das gengivas 89

Inflamação dos olhos 116, 212, 272

Inflamação na garganta 290

Inflamação urinária 78

Insônia 128, 207, 218, 249, 280, 284

Intestino preso 166

L

Labirintite 313

Limpeza dos rins 56

Lúpus 212

M

Má digestão 117

Manchas brancas na pele 159

Manchas escuras 246

Manchas na pele 236

Manchas senis 228

Memória fraca 48, 137, 233

Menopausa 74, 91, 177

Menstruação 48

Mioma 258

N

Náusea 128

Náuseas 144

Nefrite 104

Nervosismo 218

Nevralgia 104

Nevralgia facial 253

O

Obstipação intestinal 302

Oleosidade da pele 50

Oleosidade do couro cabeludo 217

Orquites 210

Osteoporose 73, 120

P

Palpitação cardíaca 232

Parasitas 175

Parasitas intestinais 238

Pele seca 50, 106, 229

Perda de memória 77

Picada de inseto 106

Piorreia 52, 63

Pneumonia 57, 61, 66, 81, 104, 198, 217, 232

Pressão baixa 57

Prisão de ventre 128, 143, 187, 237, 271

Problemas cardíacos 259

Problemas coronários 313

Problemas estomacais 194

Problemas na próstata 169

Problemas nas córneas 304

Problemas pulmonares 105

Problemas renais 48

Problemas respiratórios 57, 66 128, 188

Prostatite 125, 197

Psoríase 121

Q

Queda de cabelo 144, 228

Queimação no estômago 90

Queimadura 104, 144

Queloide 314

R

Rachaduras dos lábios 113

Regularização do sono 140

Reposição de sais minerais 203

Resfriado 271

Reumatismo 52, 56, 120, 139, 218, 255, 259, 263

Revitalização do organismo 93

Rinite alérgica 104

Rosácea 65

Rouquidão 89

Rubéola 65

Ruga 144

S

Sarda 263

Sinusite 57

Sistema imunológico 120, 125

Sistema nervoso 105

Sisto sebáceo 49

Suor 217

T

Tabagismo 107, 225

Tártaro 264

Teníase 290

Tosse 57, 89, 121, 131, 188, 210,

Tosse crônica 144

TPM 106

Triglicérides 58

Tuberculose 66, 137, 170, 246, 271

Tuberculose

Tumor 63, 177

U

Úlcera 242, 246

Úlcera gástrica 253

Úlcera no estômago 106

Uretrite 117, 232

V

Varizes 104, 216, 243

Vermes 131, 175, 207, 238, 246

Verminose 243

Verruga 120, 237

Vias digestivas 57

Vias urinárias 49

Visão 72

Vitalidade sexual 48

Vômito 117, 128

LEIA TAMBÉM

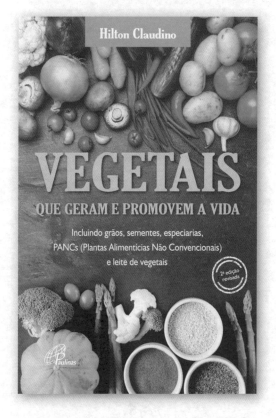

Compre pelo site: http://www.paulinas.com.br
ou visite uma de nossas livrarias

Rua Dona Inácia Uchoa, 62
04110-020 – São Paulo – SP (Brasil)
Tel.: (11) 2125-3500
http://www.paulinas.com.br – editora@paulinas.com.br
Telemarketing e SAC: 0800-7010081